最新改訂版

STOP ストップ未成年者の飲酒

エビデンスにもとづいた

新・アルコールの害

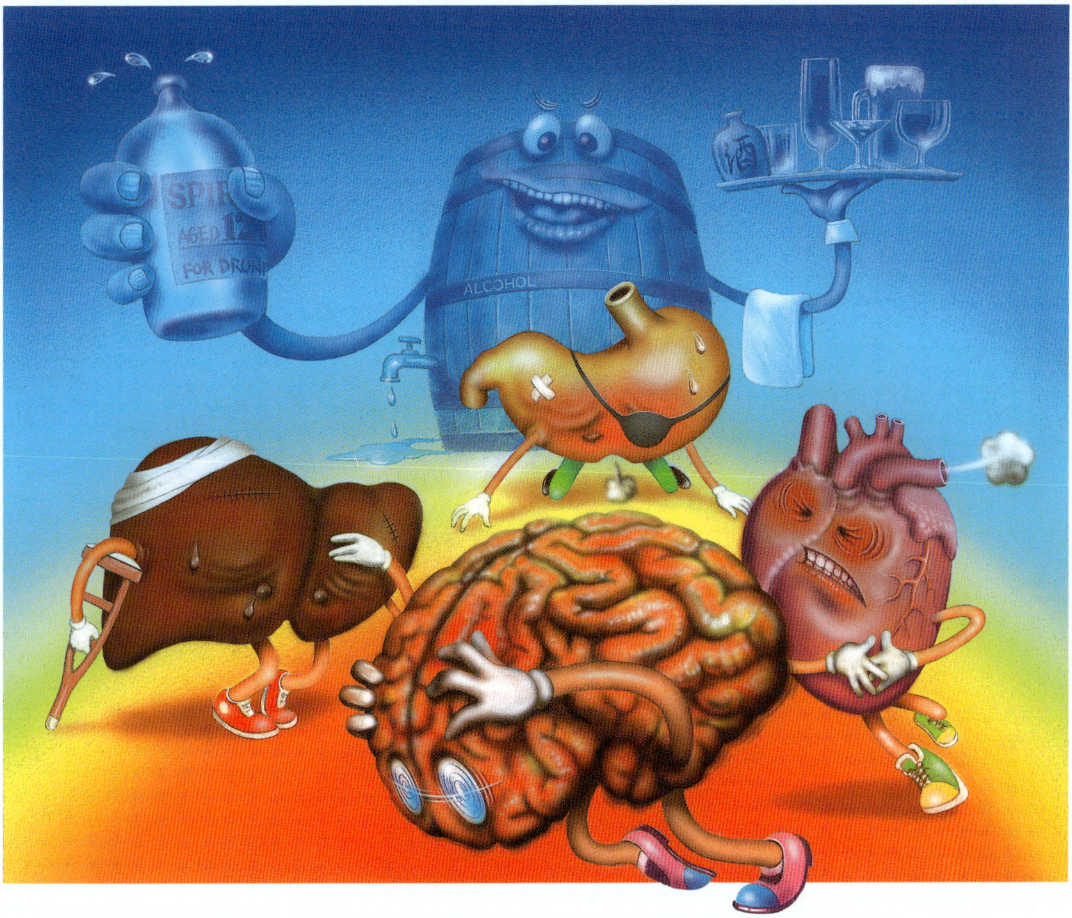

少年写真新聞社

改訂にあたって

　私どもが講演に行った際に、アルコールの害についてお話しすると、「酒の悪い面ばかり強調するな」と、お叱りを受けることがあります。確かに、タバコと違い、アルコールに良い点があるのは否定できません。飲酒は人々のコミュニケーションを円滑にし、精神的ストレスを軽減する働きがあります。また、少量の飲酒は、狭心症や心筋梗塞、脳梗塞、2型糖尿病などのリスクを下げる働きがあることも報告されています。

　しかし、飲酒量が増えれば様々な健康問題や社会的な問題を引き起こすことも明らかです。世界保健機関（WHO）は、アルコールは60以上もの病気やけがの原因となり、世界的に見れば、健康問題を引き起こす原因として、低体重、危険な性行動に次いで第3位に位置していると報告しています。また、飲

酒は飲酒運転事故、自殺、暴力、虐待など非常に大きな社会問題に密接に関与しているといわれています。

本書の初版は、このように看過されがちなアルコールの害について、写真や図表を多用して、「わかりやすさ」をモットーに世に送り出されました。お陰様で好評をいただき、ここに初版を大幅に改訂した第2版を上梓することになりました。本書が初版にもましてアルコール問題の啓発に利用されることを願ってやみません。

独立行政法人国立病院機構久里浜医療センター院長
WHOアルコール関連問題研究・研修協力センター長

樋口 進

目次

1章 未成年者に対するアルコールの害 ……………… 7

1 アルコールの脳への影響 ……………… 9
1. 記憶の中枢である海馬への影響 ……………… 10
2. 未成年者の脳萎縮 ……………… 10
3. 脳の成長と発達 ……………… 13
4. 社会（他の人）に与える影響 ……………… 14
5. 飲酒開始年齢とアルコール依存 ……………… 14

2 アルコール分解のプロセス ……………… 16
1. 未成年者とアルコール分解速度 ……………… 16
2. アルコールとその分解 ……………… 17
   - 体内におけるアルコールの分解プロセス ……………… 18
   - アルコールの分解が遅いと起こる危険 ……………… 19
3. アルコール代謝と性差 ……………… 20
4. アルコールと体質「赤型体質」「白型体質」 ……………… 21
5. 急性アルコール中毒と未成年者のリスク ……………… 22
   - 急性アルコール中毒等によって救急車で病院に搬送された人数 …… 23

3 飲酒予防教育は多面的にかつ継続的に ……………… 24
- 飲酒行動の要因は多様 ……………… 24
- 未成年者飲酒の問題の予防には多面的アプローチが必要 ……………… 26
- 未成年者の飲酒率はなぜ減少したのか…? ……………… 28

2章 アルコールと健康障害 ……………… 29

1 ホルモンのバランス異常 ……………… 30
- ホルモンバランスを崩す未成年者の危険な飲酒 ……………… 30

2 胎児性アルコール症候群 ……………… 32
- 胎児性アルコール症候群 ……………… 32

3 授乳中の飲酒が乳児に与える影響 ……………… 36

4 脳障害 ……………… 37

- アルコール性小脳変性症 ……………………… 37
- 大量飲酒による脳萎縮所見（MRI 画像） ……… 37
- 大量飲酒による脳萎縮進行例（CT スキャン像） ……… 38
- ウェルニッケ・コルサコフ症候群 ……………… 39
- 脳の血流障害（SPECT［スペクト］像） ……… 40
- 脳波の異常 ……………………………………… 40

5 心臓障害 …………………………………………… 41
- アルコールと心臓 ……………………………… 41

6 消化器系障害 ……………………………………… 42
- 肝障害 …………………………………………… 42
  - 正常な肝臓 …………………………………… 42
  - 脂肪肝 ………………………………………… 43
  - 肝硬変 ………………………………………… 44
  - アルコール性胆汁うっ滞 …………………… 45
  - 肝性腹水 ……………………………………… 45
  - クモ状血管腫 ………………………………… 45
- 胃および食道 …………………………………… 46
  - 胃潰瘍 ………………………………………… 47
  - 食道静脈瘤 …………………………………… 47
  - 食道がん ……………………………………… 47
- すい臓 …………………………………………… 48
  - 慢性すい炎とすい石症 ……………………… 48

7 栄養障害 …………………………………………… 49
- アルコールと栄養障害 ………………………… 49
  - ペラグラ脳症（病理組織顕微鏡写真） …… 49
  - ペラグラ皮膚炎 ……………………………… 50
  - ペラグラ舌炎 ………………………………… 50

8 脂質代謝障害 ……………………………………… 51

- ● アルコールと血液 ……………………………… 51
- **9 骨への影響** …………………………………… 52
  - ● 骨粗しょう症 ………………………………… 52

3章 アルコール酔いのメカニズムとアルコールのたんぱく凝固作用を見る実験 …………… 53

- **1 酔いのメカニズム** ……………………………… 54
  - ● 脳機能の状態 ………………………………… 55
  - ● 酔いの状態 …………………………………… 56
- **2 マウス実験で見るアルコールの害** …………… 57
  - ● 運動失調と昏睡状態 ………………………… 57
  - ● バランス感覚の低下と筋弛緩（ブリッジテスト）…… 58
  - ● バランス感覚の低下と筋弛緩（懸垂テスト）…… 59
  - ● 筋弛緩テスト ………………………………… 60
  - ● 離脱症状 ……………………………………… 61
  - ● アルコールによる胃潰瘍の発現 …………… 62
- **3 アルコールのたんぱく凝固作用を見る実験** …… 63
  - ① まぐろの赤身実験 …………………………… 63
  - ② 鶏卵の実験 …………………………………… 64

トピックス 飲酒の事故リスクへの影響 ……………… 65
飲酒と交通事故対策 …………………………………… 66
  1. 飲酒後に運転をしてはいけない時間 ……… 66
  2. 飲酒の運転技能への影響 …………………… 67
  3. 飲酒の事故リスクへの影響 ………………… 68
  4. 常習飲酒運転とアルコール依存症の関係 … 68

資料1 酒類のドリンクの換算表 …………………… 70
資料2 アルコール体質テスト ……………………… 71

1章

未成年者に対するアルコールの害

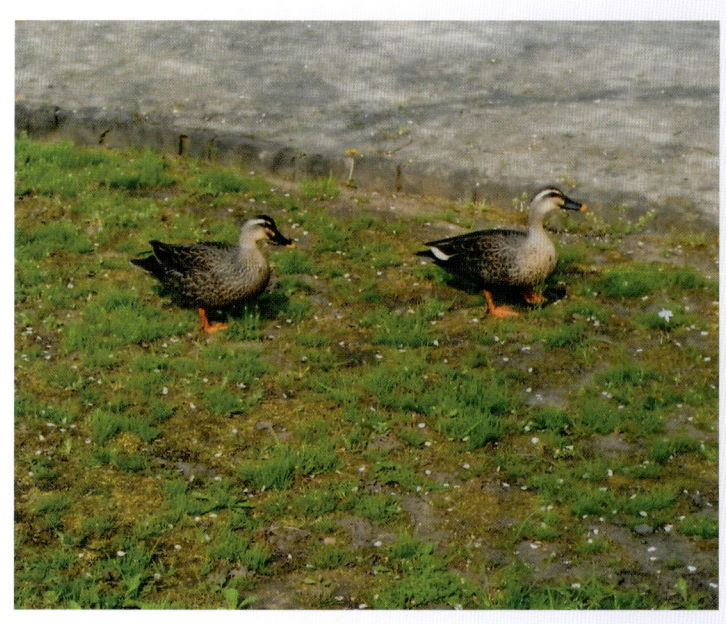

樋口 進

1章 未成年者に対するアルコールの害

　大人はアルコールを飲んでもよいのに、なぜ未成年者は飲んではいけないのでしょうか。その根拠はどこにあるのでしょう。この章ではその素朴な疑問に今まで分かっていることを挙げて解説します。

未成年者の飲酒が良くない理由

1. 法律で禁止されている→「未成年者飲酒禁止法」
2. 脳の成長・発達への障害が大きい
3. 肝臓やその他の臓器への障害が大きい
4. 急性アルコール中毒の危険が高い
5. アルコール依存度がより早く進行する
6. 他の薬物の入門薬となり得る
7. 危険な行為に走りやすくなる

　　　　　　　　　　　　　　　　　　など。

1 アルコールの脳への影響

　未成年者の飲酒については、脳に対する影響が最もよく研究されています。表1に示したように思春期の脳はダイナミックな成長・発達を遂げています。このような時期の飲酒は脳に何らかの影響を与えると容易に想像できます。

表1　思春期における脳の変化とアルコール

脳の変化

* 6歳～12歳頃は、神経細胞の軸索が発達して細胞間同士の連絡が密になります

* しかし、それ以後20歳頃までは脳の成熟化にしたがって、神経細胞の数が大幅に減り、その代わりに神経細胞間の情報のやりとりをする繋ぎめ（シナプス）の数が大幅に増えて脳の役割分担と効率化を進めます（13ページ参照）

アルコールの影響（成人と比較して）

* 行動の抑制が取れやすくなります
* 記憶機能をより低下させます
* 脳の神経細胞をより破壊しやすくします
* アルコール依存を起こしやすくします

1. 記憶の中枢である海馬への影響

　アルコールによる脳の神経細胞障害作用は未成年の時期の方が成人期より大きいことが示されています。

　海馬（脳の一部）は記憶の中枢として重要な働きをしていますが、海馬の神経細胞の機能は未成年に相当する動物実験ではアルコールにより強く障害されることが分かっています。

　人でも記憶に関する実験が報告されています。20歳代前半の若者と20歳代後半の若者で飲酒をしている時と飲酒をしていない時での記憶テストを行いました。その結果、20歳代後半の若者では、飲酒をしても成績の低下がわずかなのに対して、20歳代前半の若者では大幅に成績が低下することが分かりました。このように20歳代の前半と後半の若者を比較すると、後半では飲酒の影響は大きくないのに対して前半では、飲酒をすると学習成績が極端に悪くなるようです。

2. 未成年者の脳萎縮

　次にアルコールの脳（神経細胞）へのダメージについて述べてみます。

　今までのところ、少量飲酒の影響は明らかにされていませんが、大量飲酒の結果は報告されています。例えば、未成年のアルコール依存症者と同年代の非依存症者で海馬の容積を比較したところ、依存症者では明らかに容積の小さいことが分かりました。つまり、海馬の神経細胞がアルコールにより死滅して容積が小さくなったということです。

　未成年のアルコール依存症者は、大量に飲むといっても成人の依存症者に比べれば、その期間は相当短いはずです。にもかかわらず明らかな脳萎縮をもたらすわけですから、未成年者におけるアルコールの神経細胞障害作用は大きいといえます。

図1　脳のMRI画像の比較

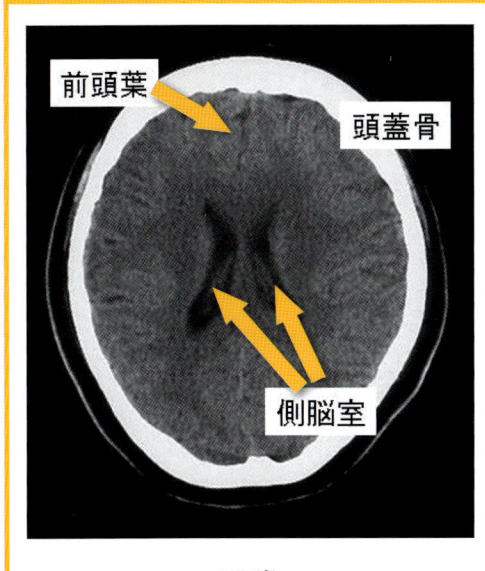
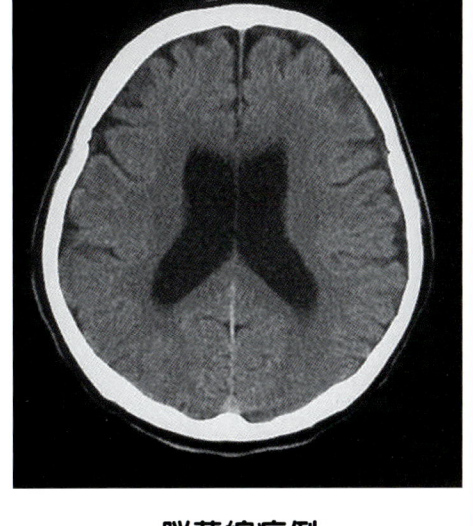

正常　　　　　　　　　　脳萎縮症例

　図1は、久里浜医療センターにおける症例写真です。若年アルコール依存症患者（23歳男性）と同年齢の正常者の脳のMRI画像を比較したものです。
　依存症患者では、前頭葉を中心とした萎縮（脳と頭蓋骨の間に隙間が拡がっている）と側脳室の拡大（中心部分の蝶の形をした空洞が大きくなっている）が明らかなことが分かります。

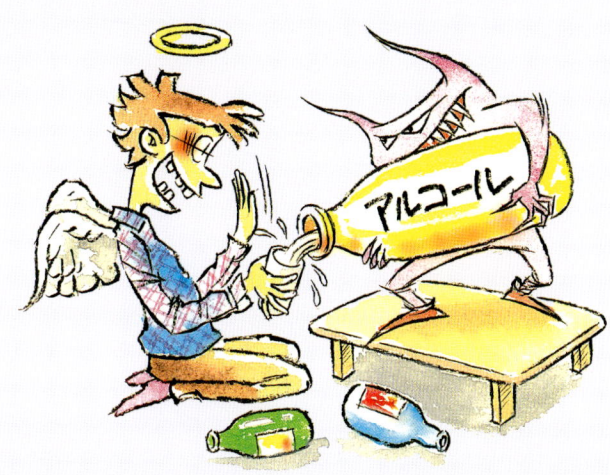

図2　未成年者の大量飲酒は脳萎縮を起こします

12名の未成年アルコール使用障害患者（アルコールの飲み方に問題のある者）と年齢・性をマッチさせた24名の健常者との間で海馬容積を比較

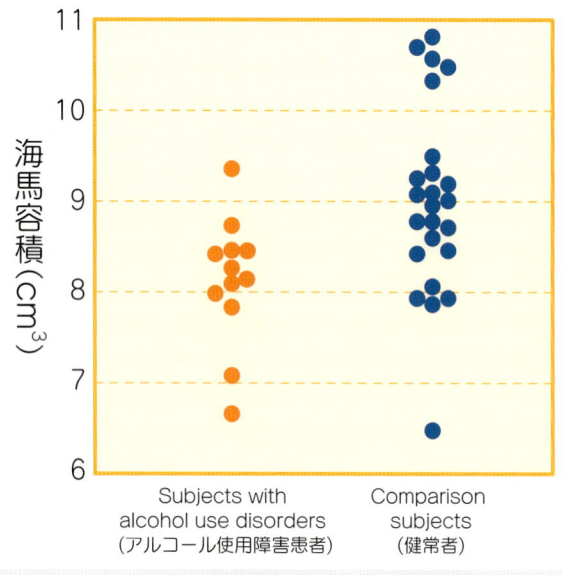

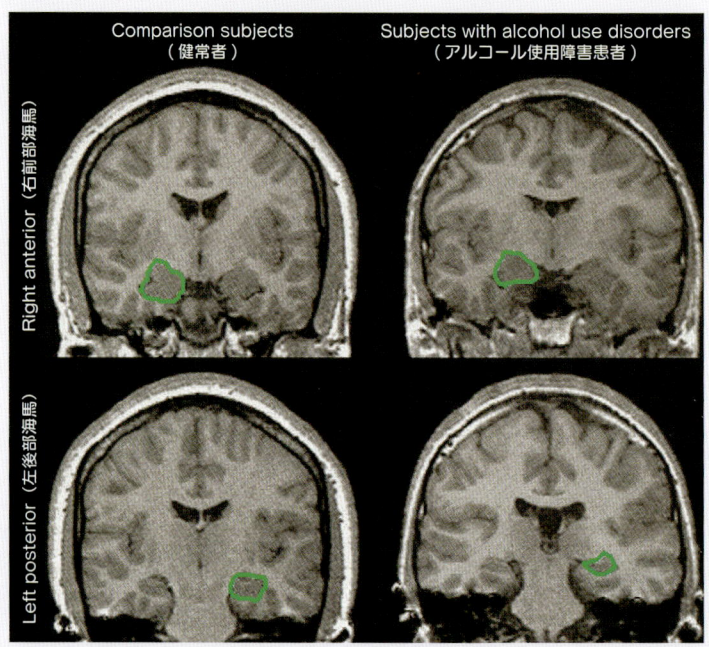

出典：*De Bellis MD et al. American Journal of Psychiatry, 2000.*

未成年アルコール使用障害患者の海馬は、健常者に比べて明らかに小さくなっていた

3. 脳の成長と発達

人間の脳は妊娠3か月から6か月の時点で細胞数が最も多くなります。その後、出生までの数か月で剪定（Pruning）により、必要でない脳細胞は劇的に除去されます。生後、脳はゆっくりと成長し、6歳までに大人の脳の大きさの90〜95％にまで成長します。6歳から12歳で脳の成長は加速され、樹状突起が発達し、細胞間の連結が密になります。成長のピークは男子で11歳、女子で12歳半であり、このピーク時は剪定もまた、激しく行われます。剪定はその後も20歳頃まで続き、脳の灰白質（脳の外側の神経細胞の集まっている部位）は1年に約0.7％ずつ減少し、成熟した脳に変化してゆきます。一方、脳機能の面からみると、成人になるにつれて、神経細胞やシナプス数を減らすことによって脳の効率化と役割分担が進みます。

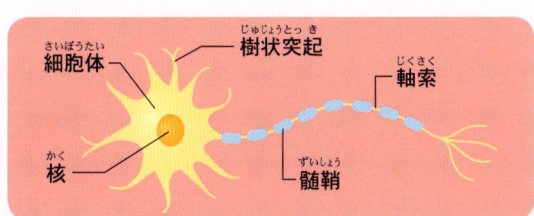

図3 脳の神経細胞の成長と変化

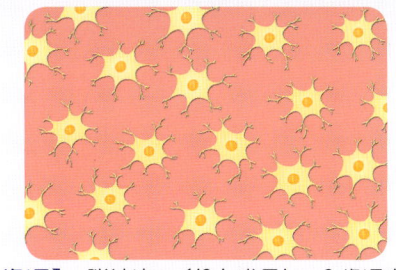

【6歳頃】脳はゆっくりと成長し、6歳頃までに大人の脳の大きさの90〜95％に成長する。

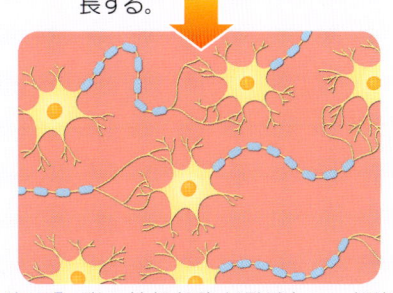

【12歳頃】脳の神経細胞が発達して、細胞間のネットワークが密になる。

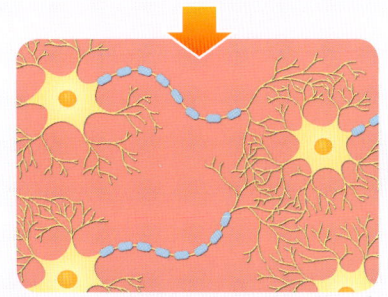

【思春期】脳の成長にしたがい、必要でない神経細胞を大幅に減らすとともに、ネットワークは密になり、脳の役割分担と効率化を進める。

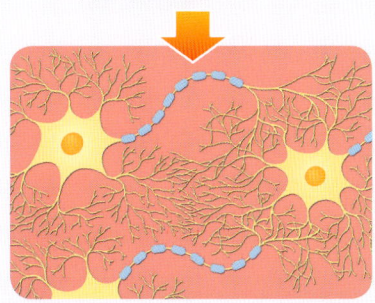

【20歳頃】効率よいネットワークが構築されて、役割分担のできる大人の脳が完成する。

4. 社会（他の人）に与える影響

社会的な逸脱行為を招きやすい

　動物実験などから、未成年者は成人に比べて飲酒による行動抑制が取れやすいことが示唆されています。これは脳の発達段階による避けられない宿命で、この傾向が急性アルコール中毒、事故を含めた危険な行動に彼らを走らせる一つの要因になっているようです。

　一つの例が、未成年者の飲酒事故です。多くの国ではこの年代の死因の第一位が交通事故であるため大きな問題になっています。様々な研究から、未成年者が同等な飲酒をした場合、成人より事故を起こしやすいことが明らかになっています。

　また、未成年者の場合、飲酒はレイプなどの性犯罪率や危険な性行為（セックスパートナー数が多い、コンドームを使用しない性行為など）のリスクを上げることが分かっています。その結果、望まない妊娠や性感染症に巻き込まれる率が高くなるとされています。

5. 飲酒開始年齢とアルコール依存

　疫学調査から飲酒開始年齢が早いほど、成人になってから大量飲酒になりやすくなること、不慮の事故に巻き込まれやすいこと、アルコール依存症になりやすいことなどが示されています。しかし、飲酒開始年齢が早いことがこれらの問題の原因になっているのか、また、これらの問題を引き起こしやすい人が早くから飲酒する傾向があるのかよく分かっていません。

　米国ではアルコール関連問題を予防するために、飲酒開始年齢を遅らせるようにする指針が国から出されています。

1章 未成年者に対するアルコールの害

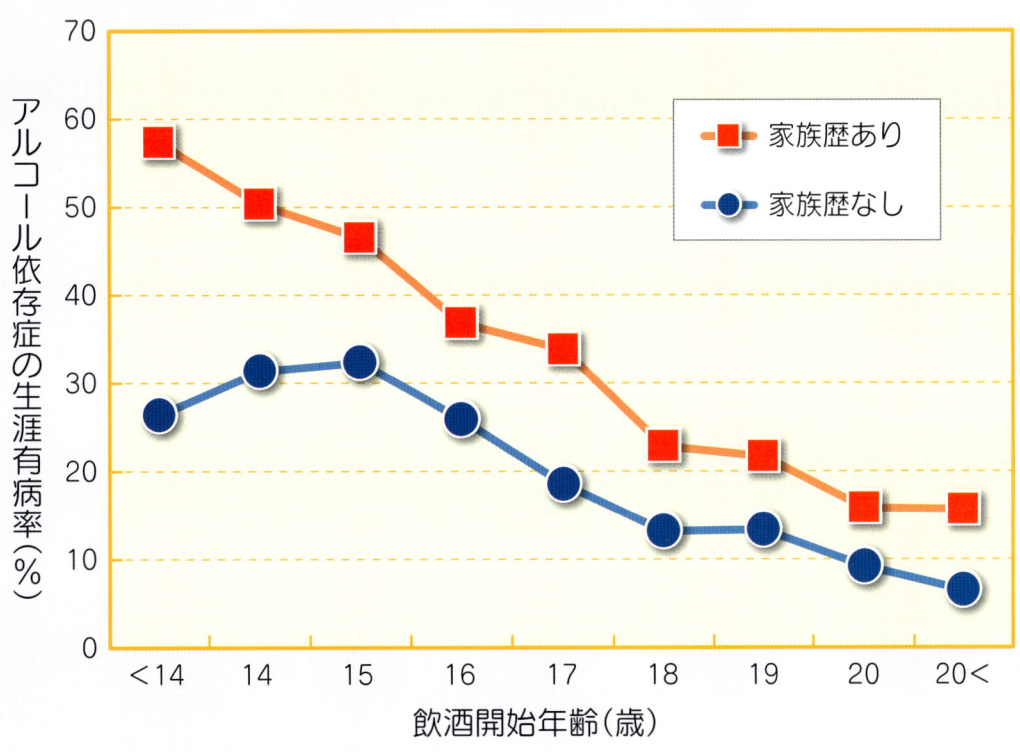

図4 酒を飲み始めるのが早ければ早いほど将来アルコール依存症になる

研究方法・結果

米国在住の18歳以上の一般人42,862名（平均年齢44歳）に対して面接調査を行い、アルコール依存症の有病率（病気を持っている者の割合）と飲酒開始年齢との関係を調べた。「家族歴がある」とは、調査対象者の両親、子ども、または兄弟にアルコール問題がある場合である。一般に家族歴がある人は、ない人に比べてアルコール依存症になるリスクが高いといわれている。グラフから、飲酒開始年齢が早ければ早いほど、アルコール依存症の有病率が高くなり、その傾向は「家族歴あり」でより顕著なことがわかる。

出典：Grant BF. Alcohol Health & Research World, 1998.

2 アルコール分解のプロセス

1. 未成年者とアルコール分解速度

　未成年者は成人に比べてアルコールの分解は遅いのでしょうか。もし、分解が遅いなら、体内にアルコールが長時間残るため、1）急性アルコール中毒の危険性が高くなる、2）臓器障害が進む、3）依存が進む、などといった問題が起こります。
　人の未成年に相当する年齢のラットに成熟したラットと同量のアルコールを投与して比較してみると、成熟ラットより血中アルコール濃度、脳内アルコール濃度が高くなり、アルコールの分解速度は遅いことが示されています。この結果を人に当てはめると未成年者のアルコール分解速度は、成人に比べて遅いと考えるのが妥当でしょう。

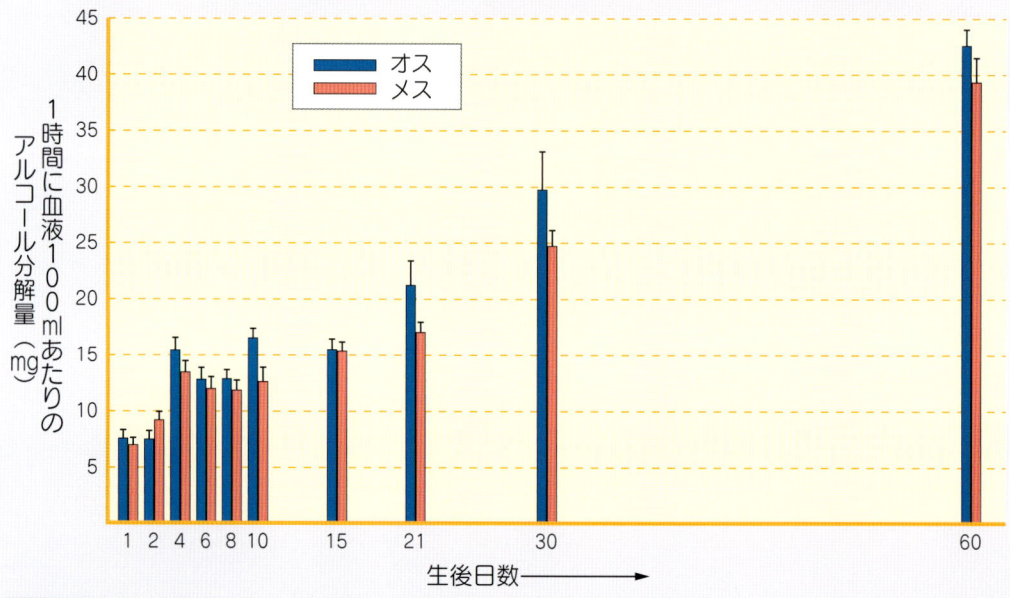

図5　未成年相当ラットの生後日数とアルコール分解速度

実験方法・結果
生後1, 2, 4, 6, 8, 10, 15, 21, 30, 60日のラットに体重1kgあたり2.5gのアルコールを投与して、分解速度を比較した。オス、メスともに、成熟すればするほど、アルコール分解速度は速くなっている。

出典：*Kelly SJ et al. Alcoholism: Clinical and Experimental Research, 1987.*

2. アルコールとその分解

飲んだアルコールの90％以上は分解（代謝）によって体から消失していきます。尿、便、汗、呼気などからそのままの形で排泄される量は限られています（10％以下）。その分解のプロセスは図6の通りです。まず、アルコールからアセトアルデヒド、酢酸と順次代謝され、その後多くのステップを経て、最後には炭酸ガスと水に分解されます。通常の飲酒では、ほぼすべてのアルコールは、アルコール脱水素酵素（ADH）、および2型アルデヒド脱水素酵素（ALDH2）で分解されると言われています。

図6　体内におけるアルコールの分解プロセス

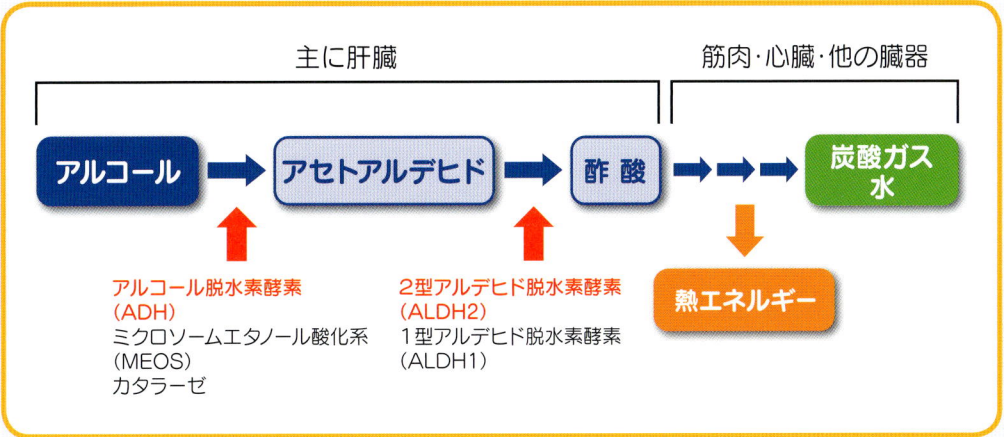

ワンポイントメモ

アルコール分解速度の遅い人とは？？

- **赤型体質の人** ▶ アルコールの分解にブレーキがかかっている
- **体の小さい人** ▶ 肝臓・筋肉が小さい（アルコールは肝臓・筋肉で分解される）
- **女　性** ▶ 肝臓・筋肉が小さい
- **未成年者** ▶ アルコール分解酵素の働きが未発達
- **高齢者** ▶ 老化に伴い分解速度が遅い

体内におけるアルコールの分解プロセス

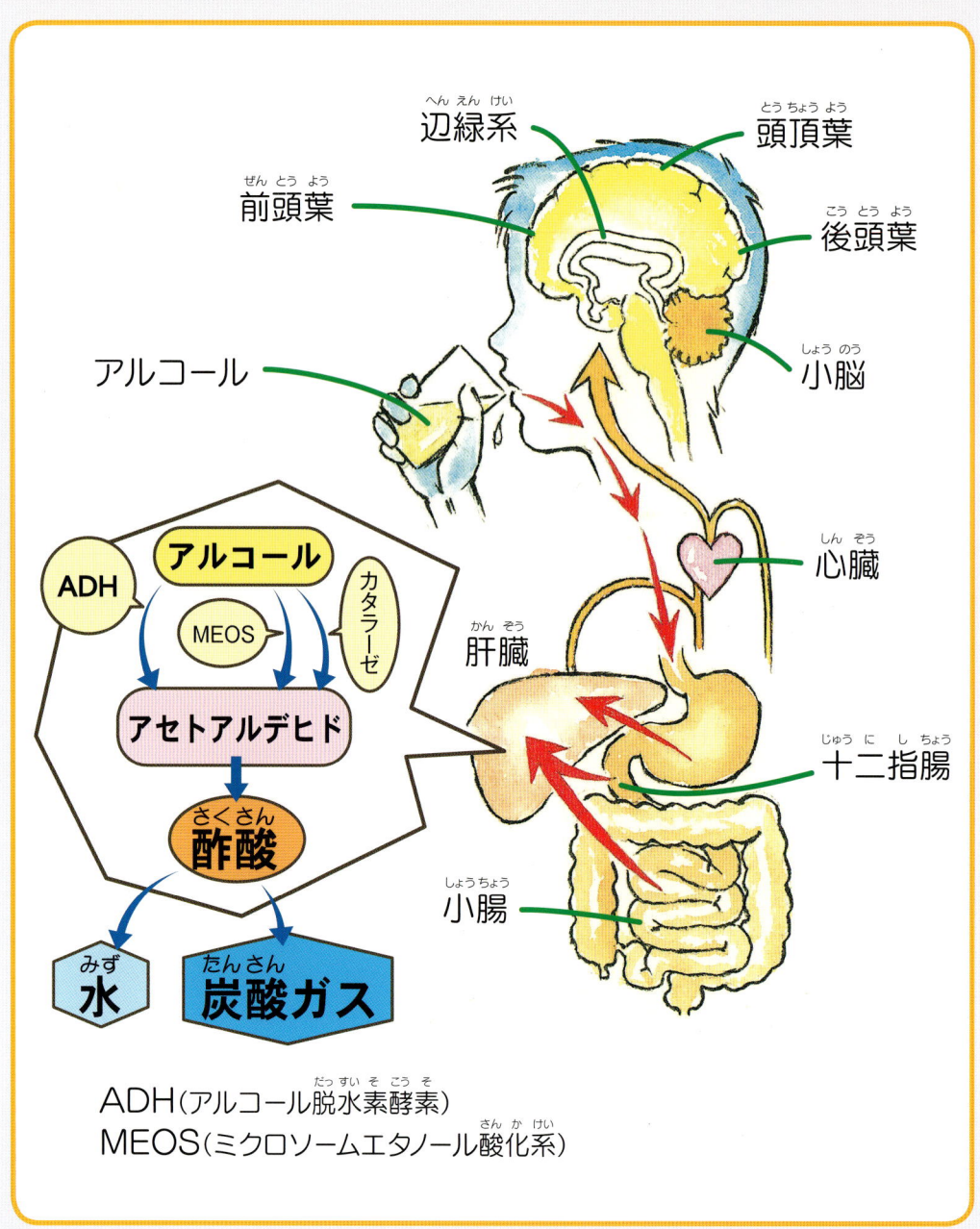

ADH（アルコール脱水素酵素）
MEOS（ミクロソームエタノール酸化系）

アルコールの分解が遅いと起こる危険

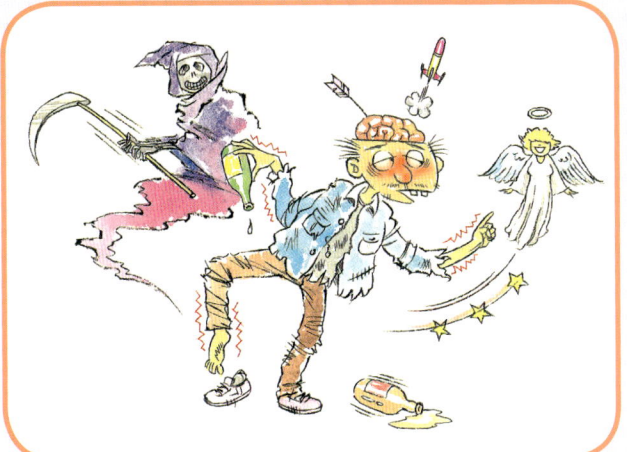

急性アルコール中毒の危険

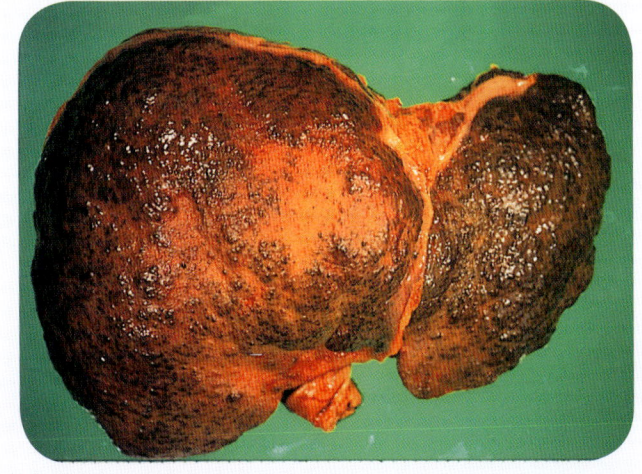

臓器障害の危険

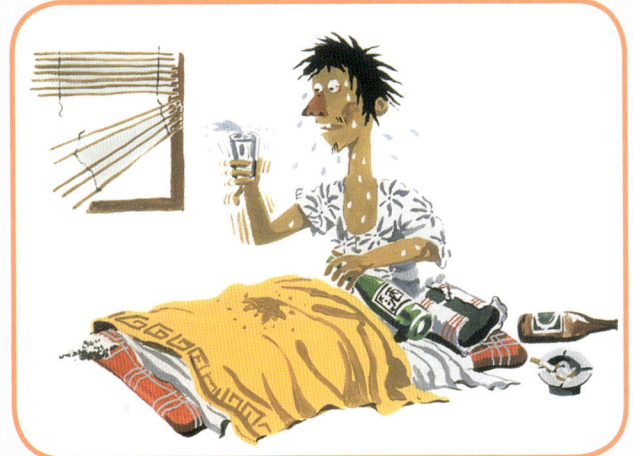

アルコール依存の進行

3. アルコール代謝と性差

　すでに説明したように、アルコールは多くのステップを経て炭酸ガスと水に分解されます。このうち最初の2段階、すなわちアルコール→アセトアルデヒド→酢酸は肝臓で行われます。しかし、酢酸は血液に乗って肝臓から出て、主に筋肉に向かい、残りのステップが行われます。女性は男性に比べて、肝臓や筋肉が小さいので、アルコールの分解も遅くなります。

　それでは、同じ体格の男女で比べたらどうでしょうか。一昔前までは、女性ホルモンが肝臓でのアルコール分解にブレーキをかけるので、女性の方が遅くなると信じられていました。しかし、最近の研究では、このような考え方は否定され、アルコールの分解は、もっぱら肝臓や筋肉の大きさに比例していることが示されています。

　しかし、一方で、女性ホルモンはアルコールによる肝臓障害をひどくさせることがわかっています。アルコールによるその他の健康問題も踏まえ、成人になっても、女性は男性より飲酒量を少なくすべきです。

表2　アルコール分解の男女差

測定項目	男性（N=7）	女性（N=10）
肝臓体積（リッター）	1.57±0.11	1.48±0.06
単位体重[a]あたりの肝臓体積（リッター/kg）	0.024±0.001	0.033±0.001
アルコール分解（消失）速度（g/時間）	7.7±0.5	7.3±0.5
単位体重[a]あたりの分解速度（g/時間/kg）	0.12±0.01	0.16±0.01
単位肝臓体積あたりの分解速度（g/時間/リッター）	5.0±0.4	4.9±0.3

a) ここでいう体重とは、除脂肪体重をさす。計算の仕方は以下の通りである。
　男性：1.10×体重 −128×((体重×体重)/(100×身長×身長))
　女性：1.07×体重 −148×((体重×体重)/(100×身長×身長))
　体重の単位はキログラム、身長の単位はメートルである。

出典：*Li T-K et al. Alcoholism: Clinical and Experimental Research, 1998.*

4. アルコールと体質「赤型体質」「白型体質」

　アルコールと体質で最も有名なのは、前述した2型アルデヒド脱水素酵素（ALDH2）の遺伝的変異による、飲酒後のフラッシング反応（たとえば、顔が赤くなる、心臓がドキドキする）でしょう。

　ALDH2遺伝子の1塩基に変異があると、この酵素の活性は著しく下がるか消失します。そのためにこの変異を持つ者が飲酒すると、アセトアルデヒドが血中に蓄積されフラッシング反応が生じます。筆者は便宜的に、変異のあるタイプ（飲酒後顔が赤くなる）を赤型体質、変異のないタイプ（飲酒後顔が赤くならない）を白型体質と呼んでいます。

　アルコールの分解速度は個人によって異なり、遅い人と速い人とは5倍以上も異なります。成人では1時間に平均して、純アルコールに換算して男性9グラム、女性6.5グラム程度です。また、赤型体質の人は、白型体質の人に比べて、アルコールの分解は遅くなります。

表3　赤型体質・白型体質の比較

特　徴	赤型体質	白型体質
ALDH2遺伝子	アミノ酸に置換が存在	アミノ酸の置換なし
酵素活性	非常に低いか全く欠如	正常
飲酒後の血液アセトアルデヒド濃度[1]	高い	低い
アルコール分解速度[1]	遅い	速い
フラッシング反応	ほぼ常に出現	ほとんど見られない
飲酒量[1]	少ない	多い
急性アルコール中毒のリスク[1]	高い	低い
アルコール依存症のリスク[1]	低い	高い
食道がんのリスク[1]	高い	低い

1）赤型・白型を比較した場合

5. 急性アルコール中毒と未成年者のリスク

　急性アルコール中毒とは、医学的には、飲酒をして単に酔った状態ですが、一般的には表4のように生命の危険を伴うまでに至った状態を指します。急性アルコール中毒になりやすい条件も表4に示されています。まず、アルコールの分解速度の遅い人についてはすでに説明をした通りです。また、一般に飲酒経験が少ないほど、脳がアルコールに対して敏感に反応するので、酔いの程度が強くなります。

　さらに、飲酒を一定のところで切り上げることができなければ暴飲、急性アルコール中毒につながります。未成年者は、いずれの条件においてもリスクの高い群に入ります。

表4　急性アルコール中毒について

急性アルコール中毒	＊アルコールによる急性の影響で、生命の危険を伴うまでに至った状態
飲酒量	＊血中濃度で0.15％以上が中毒域 ＊0.4％以上では死に至る危険性が高い ＊性・年齢・体重にもよるが、短時間に日本酒5合またはビール中びんを5本以上飲んだ場合に0.4％を超える危険がある。
リスクの高い人	＊アルコール分解の遅い人 （未成年者、女性、体の小さい人、飲酒後顔の赤くなる人）
症　状	＊意識レベルが下がってくるとともに、激しい嘔吐、低体温、血圧低下、頻脈呼吸数減少、尿・便失禁などの症状が出てくる。さらに血中濃度が上がると昏睡から死に至る。また、嘔吐物を喉に詰まらせ窒息で死亡することもある。

急性アルコール中毒等によって救急車で病院に搬送された人数
（平成19年～23年の推移）

出典：東京消防庁

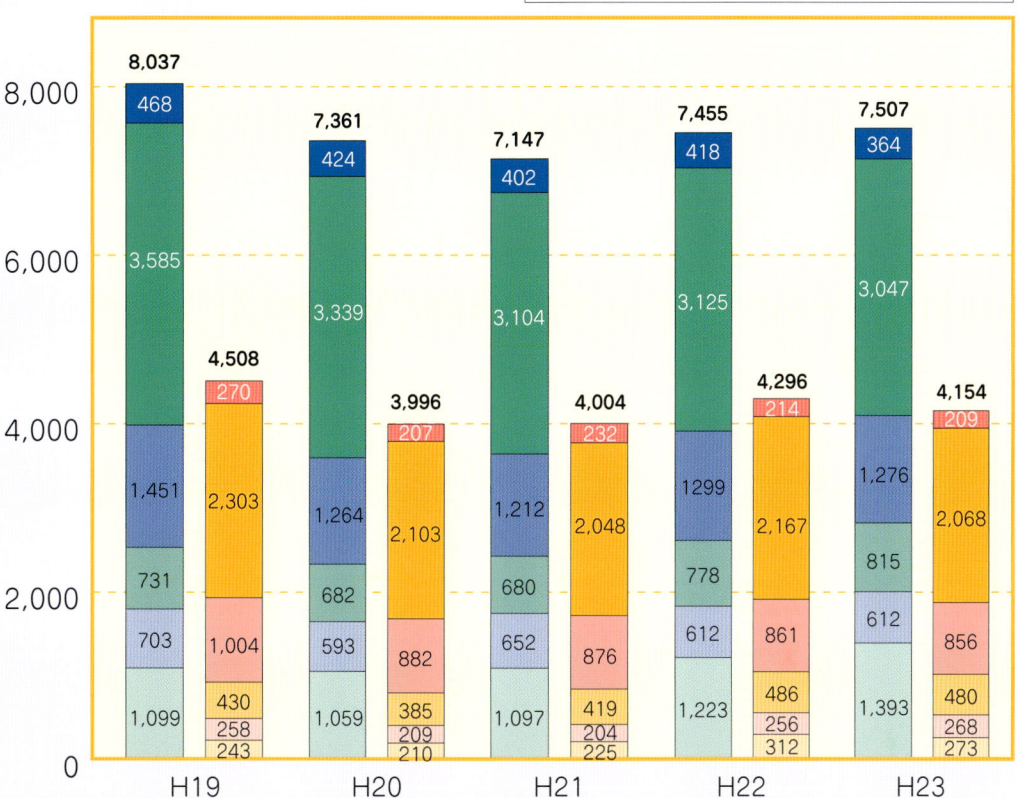

程　度	H19	H20	H21	H22	H23
重症以上	40	45	42	54	37
中等症	3,920	3,385	3,164	3,542	3,318
軽　症	8,585	7,927	7,945	8,155	8,306
合　計	12,545	11,357	11,151	11,751	11,661

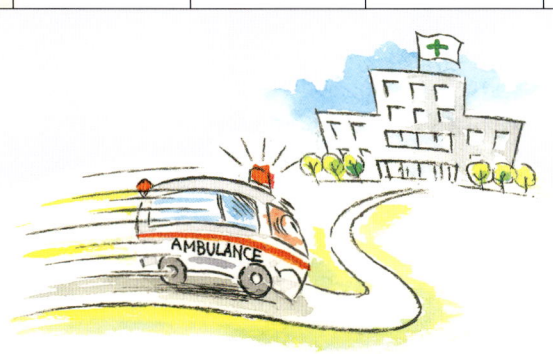

3 飲酒予防教育は多面的にかつ継続的に

飲酒行動の要因は多様

　単発の飲酒予防教育は、子どもたちに知識を伝えることは可能ですが、彼らの行動修正にはつながりません。このような教育は、その方法がいかなるものであっても、飲酒行動を変えるほどの効果はほとんどないことが世界中の多くの研究で明らかになっています。彼らの飲酒行動には様々な要因が関与しており、知識はその一部にすぎないからでしょう。

　ではどのような要因が飲酒行動に関係しているのでしょう。まず、遺伝の影響が大きいことは明らかにされています。つまり、両親が大酒飲みであれば子どももその傾向が強いということです。しかし、この影響は年齢が進むにつれ大きくなっていくもので、未成年の頃にはほとんど影響はないようです。むしろこの頃には、兄弟の飲酒や友人の飲酒の影響が強いとされています。

　また、家庭が飲酒を野放しにしている場合には、彼らの飲酒は助長され、逆に両親が飲酒に厳しい場合には、彼らの飲酒は抑制される傾向のあることも明らかにされています。

　一方、家庭外の環境も重要で、酒類がすぐに入手できる環境は、彼らの飲酒を助長するとされています。

　以上のことより、子ども

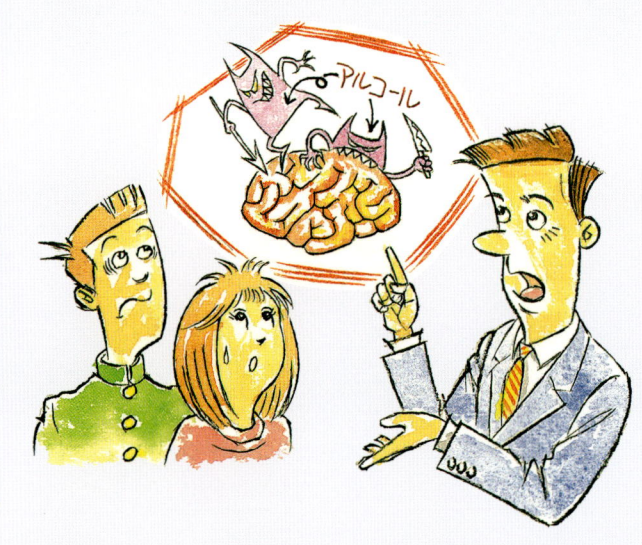

たちのみならず、両親、友人、地域社会など彼らを取り巻く環境に総合的に迫っていかなければ、教育の実効性は上がらないと考えられます。その良い例が米国ミネソタ州で行われたプロジェクトノースランド（Project Northland）です（図7参照）。そこでは青少年に禁酒を呼びかける個人ベースの戦略と、青少年に対するアルコールの供給を減らすとともに青少年の飲酒に対する地域の意識改革を図った地域ベースの戦略が同時になされました。その結果、介入の最初の3年間で、評価を行った小学校6年生～中学2年生の飲酒が有意に低下しています。しかし、このプロジェクトを停止してしばらくするとまた、飲酒量が元のレベルに戻ることも明らかにされました。

図7 Project Northland の結果の一部

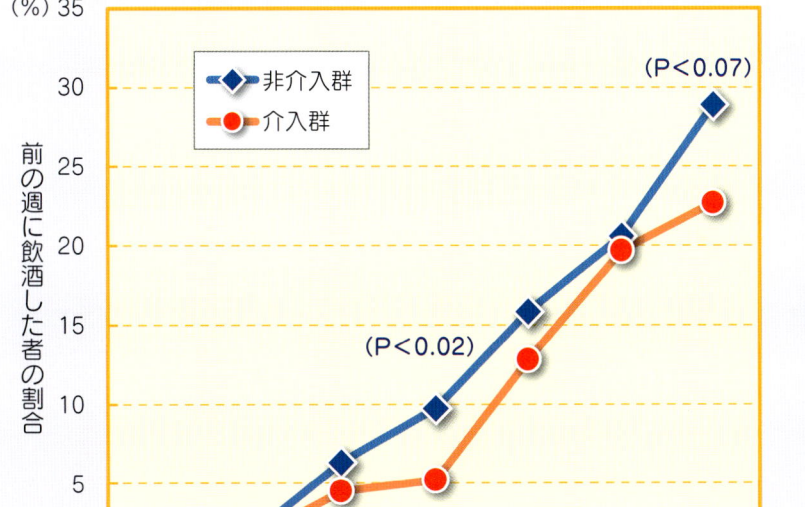

調査方法・結果
調査開始時に飲酒をしていなかった者（6年生の秋, N=1,281）を追跡した。追跡の期間中に、介入群には6年秋から8年春まで介入を行い、9年、10年はほとんど行わず、また、11年に行った。介入の内容は、本文の説明の通りに多面的なものであった。非介入群は年齢をマッチした地域の子どもたちである。グラフのように、多面的介入は効果的だが、その効果は長続きしないことがわかる。

出典：Williams CL et al. Alcohol Health & Research World, 1998.

以上の結果は、飲酒予防教育は多面的かつ継続的である必要を示唆しています。これは何もアルコールに限定したことではなく、健康教育すべてに通ずる原則だと思われます。先生方の教育実践で、地域を巻き込むのは難しいかもしれませんが、両親などを含めたできるだけ多くの人に参加してもらうことは可能なはずです。それを続けていくことで少しずつ効果が現れてくるのではないでしょうか。

未成年者飲酒の問題の予防には多面的アプローチが必要

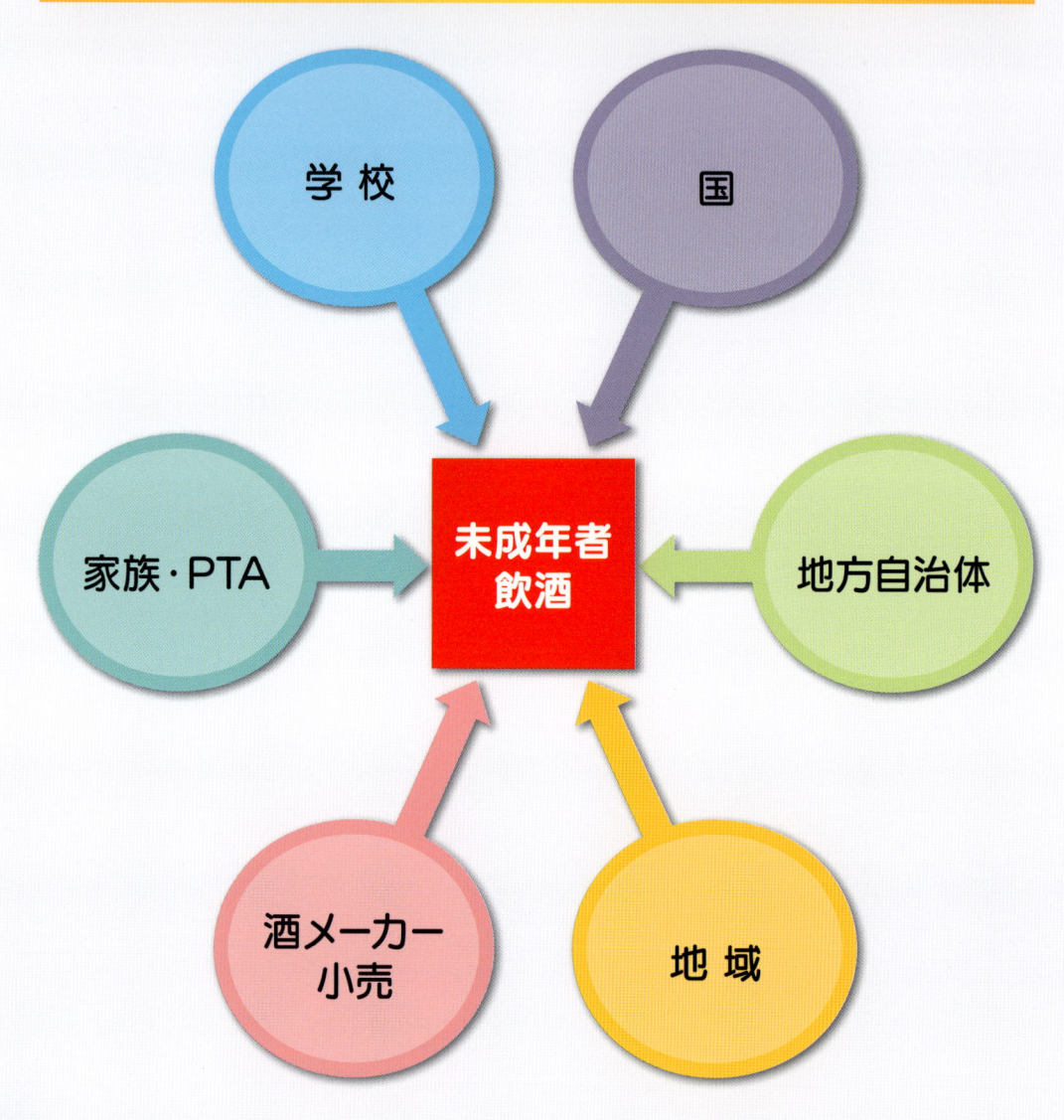

- 学校
- 国
- 家族・PTA
- 地方自治体
- 酒メーカー 小売
- 地域

→ 未成年者飲酒

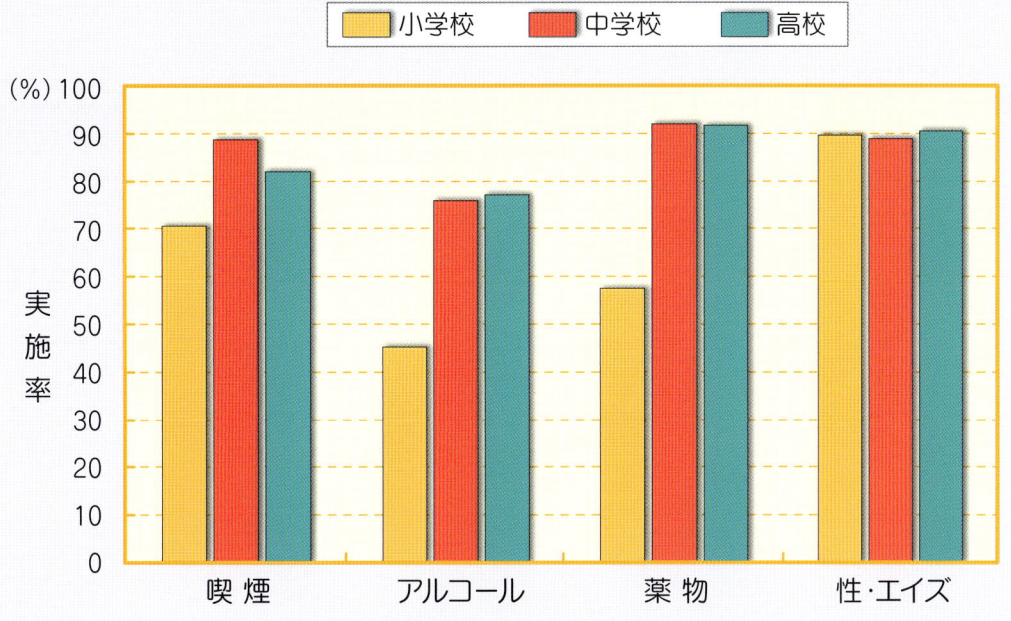

図8 学校における健康教育の実施率の比較

出典：尾崎米厚：厚生労働科学研究，わが国の小・中・高校におけるアルコール防止教育の実態に関する全国調査，2003．

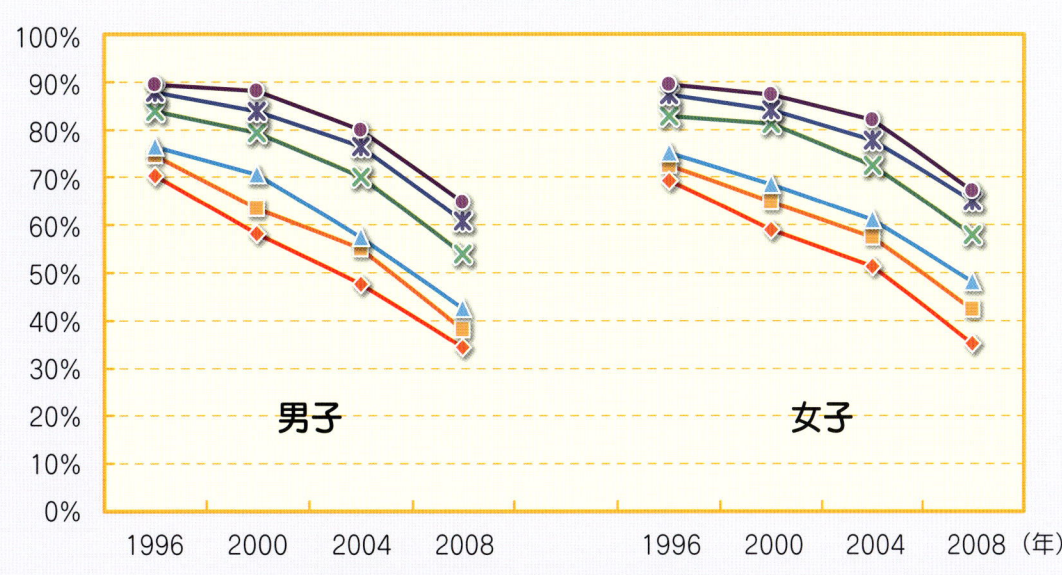

図9 学年別にみた飲酒経験率の推移

注：飲酒経験率とは、今までに飲酒をしたことのある者の割合。

出典：Osaki Y et al. Alcoholism: Clinical and Experimental Research, 2009.

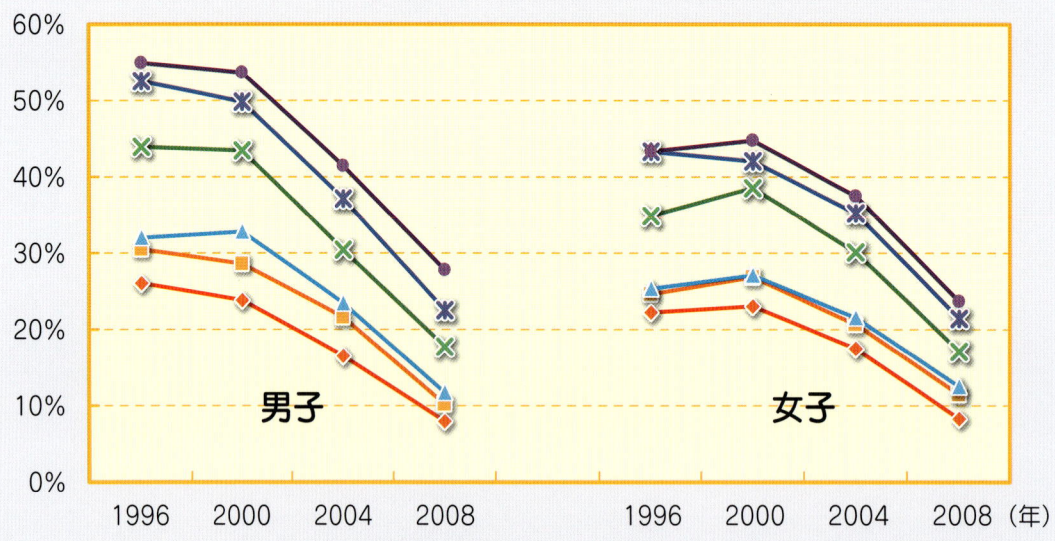

図 10　学年別にみた現在飲酒率の推移

注：現在飲酒率とは、調査前 30 日に飲酒した者の割合。
出典：*Osaki Y et al. Alcoholism: Clinical and Experimental Research, 2009.*

未成年者の飲酒率はなぜ減少したのか…？

　図 10 は年齢別にみた現在飲酒率の推移です。これを見れば分かるように、1996 年～ 2008 年の間に未成年者の飲酒率が男女ともに、かなり減少しています。飲酒率の減少の原因として次のようなことが考えられます。

- ロールモデルとしての父、兄弟の飲酒率の減少
- ネットワークの減少によるピアプレッシャーの低下
- 喫煙率の低下に影響を受けて下がった可能性
- 学校の健康教育の進展
- 青少年の活動の多様化
- スマホ・携帯電話などにお金を使うため
- その他の対策による　　　など。

2章

アルコールと健康障害

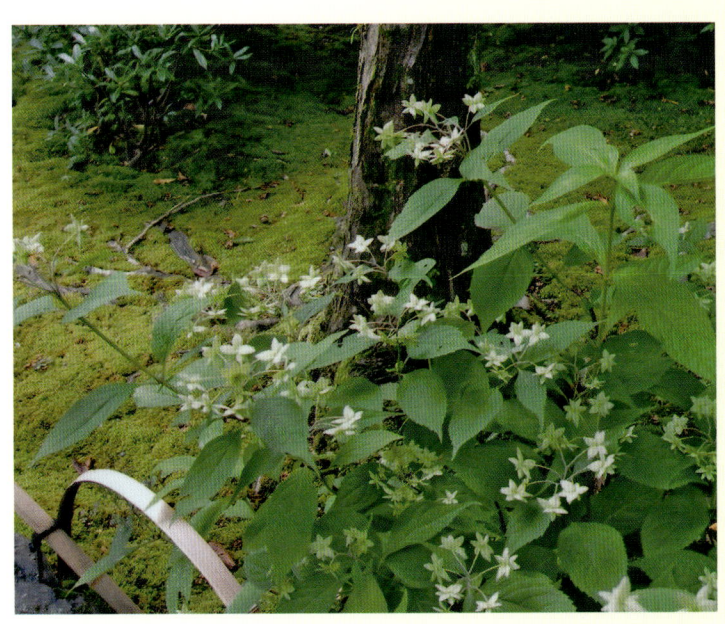

樋口　進

2章 アルコールと健康障害

1 ホルモンのバランス異常

ホルモンバランスを崩す未成年者の危険な飲酒

　思春期は性ホルモンが盛んに分泌されます。男らしさ、女らしさは性ホルモンの働きによって起こります。

　男性では、男性ホルモンだけでなく女性ホルモンも分泌されています。女性ももちろん両方のホルモンが分泌されています。しかし、大切なことはそのバランスなのです。未成年のうちから飲酒を続けたり、長期にわたって大量の飲酒を続けていると、男性ホルモンが減少し女性ホルモンが増加して、男性の女性化、インポテンツなどをまねくといわれています。

　その原因として、アルコールは、睾丸での男性ホルモンの生成や精子の発育を抑制します。長期の飲酒はこのような悪循環を生み、男性の女性化が進むわけです。

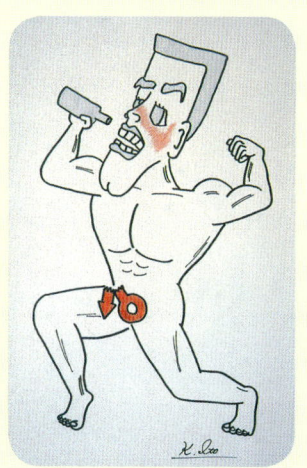

見かけは、たくましい男性。
でも中身は？

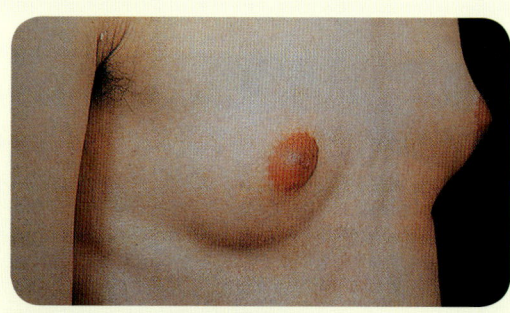

男性の女性様乳房化
長期にわたる飲酒で男性の乳房が女性のように大きくなりました。

一方、アルコールは女性の性ホルモンのバランスも乱します。一回の飲酒でも、アルコールが体に残っている間は、男性ホルモンのレベルが高くなっています。

飲酒を続けると、性周期が乱れたり、閉経（月経が終わること）の時期が早まることがわかっています。

性ホルモンのバランスが乱れて…

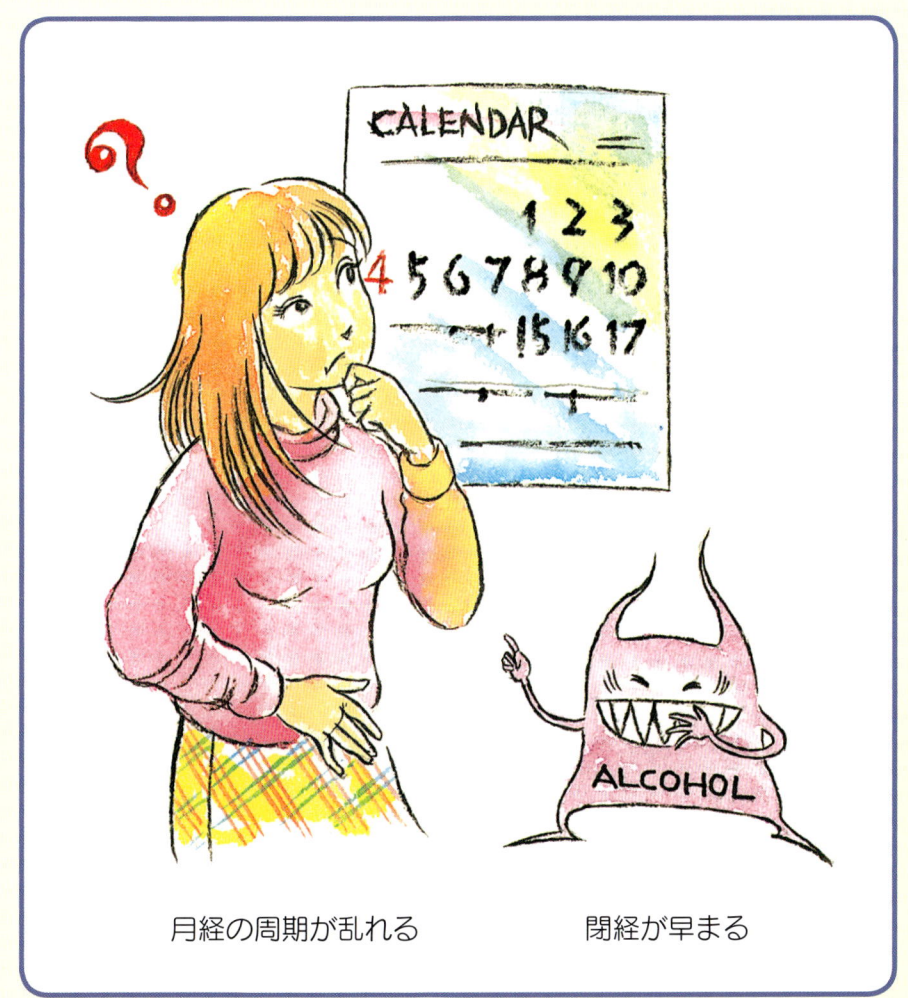

月経の周期が乱れる　　　閉経が早まる

2 胎児性アルコール症候群

胎児性アルコール症候群

　妊娠中や授乳中の飲酒が赤ちゃんに悪影響を及ぼすことはよく知られています。
　赤ちゃんへのアルコールの悪影響を避けるためには、妊娠の可能性のある期間や妊娠中および母乳を与える期間は飲酒を慎むべきです。
　妊娠中の飲酒は「胎児性アルコール症候群」という、奇形や障害を持つ赤ちゃんが生まれる可能性があることが分かっています。
　妊娠初期は器官形成期の大事な時期にあたり、その時期の飲酒が特に危険で、少量の飲酒でも胎児の脳障害や奇形につながると考えられています。

特徴：①出生前、出生後の低体重
　　　②中枢神経系の障害（発達遅滞、知能障害、多動傾向など）
　　　③頭部、顔面の中央部の低形成（例えば、眼が小さい、顎が小さい、人中がない、平坦な顔面中央部）
　　　④その他の部位の奇形など

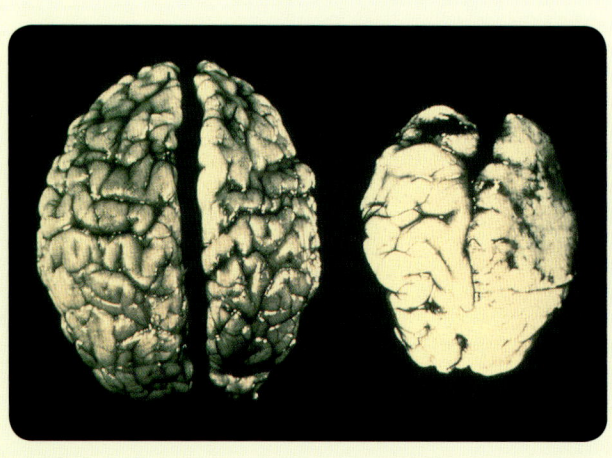

妊娠6か月で死産した胎児の脳の比較

右：妊娠中に飲酒を続けた母親の胎児の脳は発育が悪く、表面のしわ（脳溝という）の発達もよくありません。
左：アルコールを飲用しない母親の胎児の脳は正常に発育発達しています。

アルコールと健康障害 **2章**

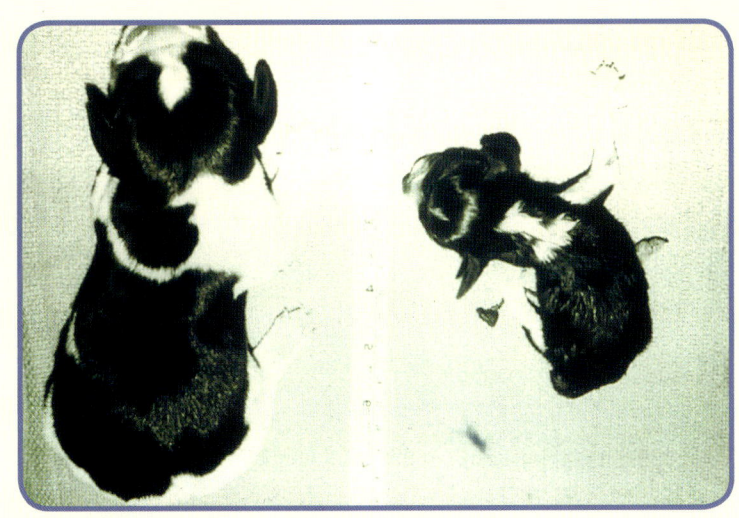

右：妊娠中にアルコールを投与した母犬から生まれた子犬
　　明らかに発育発達が悪く、低体重であることがわかります。
左：正常な母犬から生まれた子犬。

妊娠中の飲酒は絶対にやめましょう！！

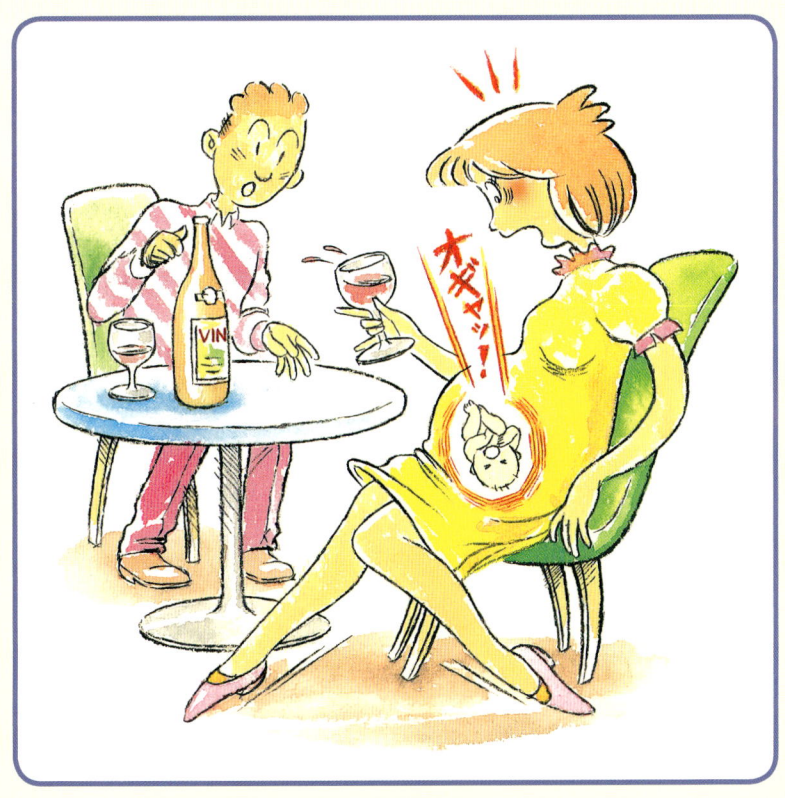

お腹の赤ちゃんが悲鳴をあげています。

図11　母親の妊娠中の多量飲酒日数と胎児の発育の関係

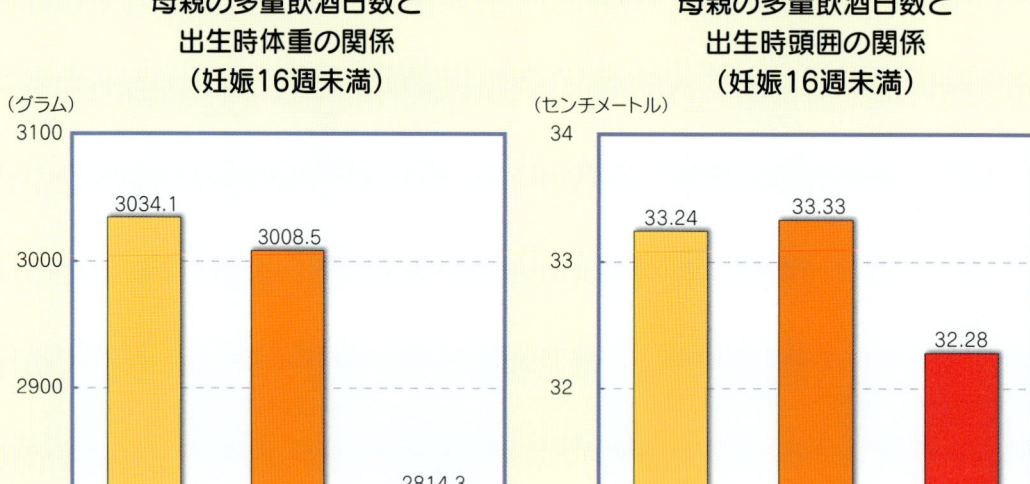

出典：樋口 進ほか．両親の飲酒・喫煙と胎児の発育について，2008．

　妊娠中の母親の飲酒が胎児に与える影響は、顔面の奇形や中枢神経障害などを伴った胎児性アルコール症候群だけではありません。胎内での発育が遅れるだけのように見える場合もあります。むしろ、このようなケースの方がはるかに多いのですが、この場合も発育障害以外の問題をもつことはあります。最近では、このような軽症例から重症例を包括して、胎児性アルコールスペクトラム障害と呼んでいます。
　上記のグラフは、乳児の4か月健診の参加者に対して行った調査結果の一部です。妊娠16週までに多量飲酒日数が多かった母親から生まれてきた新生児は、そうでない母親から生まれた新生児に比べて、体重も頭囲も小さいことがわかります。このような母親はまた、妊娠中に喫煙していることも多く、胎児の発育障害はさらにひどくなります。

表5 胎児性アルコール症候群（Fetal Alcohol Syndrome）および アルコール関連効果（Alcohol -Related Effects）の診断基準

分類1　胎児性アルコール症候群、母親の飲酒確認
1) 母親の妊娠中の飲酒[a] が確認されている。
2) 顔面奇形の特徴的パターンがある。それは、眼裂が短い、前顎部の異常（例えば平坦な上口唇・人中がない・平坦な顔面中央部）などである。
3) 出生児の低体重、出生後の体重増加が少ない、身長に比べて体重が少ない、などといった発育障害がある。
4) 中枢神経系の神経発達異常が認められる。それは、出生児の小頭、年齢に対応した神経学的ハードまたはソフト徴候をともなう脳障害（例えば微細な運動に関する障害、神経感覚聾、つぎ足歩行がうまくできない、目と手の協調がうまくできない）などである。

分類2　胎児性アルコール症候群、母親の飲酒未確認
1) 母親の妊娠中の飲酒[a] は確認されていない。
2) ～4) は分類1と同じ。

分類3　部分胎児性アルコール症候群、母親の飲酒確認
1) 母親の妊娠中の飲酒[a] が確認されている。
2) 胎児性アルコール症候群の顔面の特徴の一部を有する。

以下の3)～5) のうち最低1つ。

3) 分類1の発育障害。
4) 分類1の中枢神経の神経発達障害。
5) 発達レベルに不釣合いで遺伝背景や環境要因で説明されえない複雑な行動または認知障害が認められる。それは、例えば学習困難、学業不振、低い衝動コントロール、社会認知の障害、言語障害、抽象能力の障害、計算技能の障害、記憶・注意・判断における障害などである。

分類4　アルコール関連出生障害（ARBD）
1) 母親の妊娠中の飲酒[a] が確認されている。
2) なんらかの出生前障害がある。それは、例えば心臓、骨、腎臓、視覚や聴覚系の奇形や低形成などである。

分類5　アルコール関連神経発達障害（ARND）
1) 母親の妊娠中の飲酒[a] が確認されている。

以下の2)、3) のうち最低1つ。

2) 分類1の中枢神経の神経発達障害。
3) 分類3の複雑な行動または認知障害。

[a] 母親の飲酒とはさまざまな形の大量飲酒パターンをさす。その中には、習慣的な一定量以上の飲酒や機会的な大量飲酒（連続飲酒など）を含んでいる。また、アルコール依存症の諸徴候はこの中に含まれる。

出典：Stratton K et al.（編集）*Fetal Alcohol Syndrome: Diagnosis, Epidemiology, Prevention and Treatment*. National Academy Press, Washington, DC, 1996.

3 授乳中の飲酒が乳児に与える影響

　授乳中の母親が飲酒すると、吸収されたアルコールは速やかに乳汁に移行し、母親の体内にアルコールが存在する間、アルコールの入った乳汁が作られます。母親の飲酒は、乳汁の分泌を悪くするので、乳児は十分に母乳を飲めないことになります。また、乳汁中のアルコールは乳児の発育にも影響します。毎日飲酒している母親の母乳で育てられた乳児はそうでない乳児に比べて運動能力の発達が遅れるという報告もあります。また、このような乳児はアルコールに対する嗜好性が高くなる可能性も示唆されています。以上より、母乳で子どもを育てようとする母親は、授乳の全期間を通して禁酒すべきでしょう。

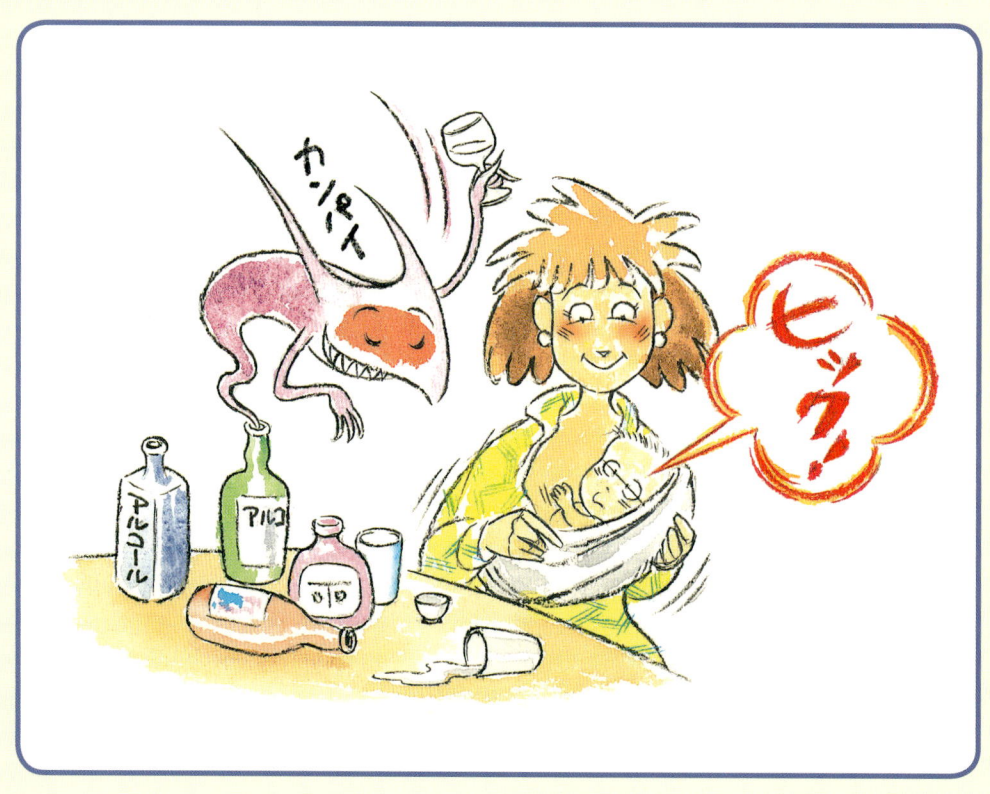

4 脳障害

アルコール性小脳変性症

　長期にわたる飲酒で、小脳皮質が影響を受けて萎縮を起こします。小脳皮質はとてもたくさんの神経細胞が集まっているので、アルコールに破壊されやすいのです。

　この病気になると、足が思うように動かない、歩く時に足を左右に広げて歩くなど、足の運動障害が現れます。ひどくなると手のふるえや言語障害も出てきます。

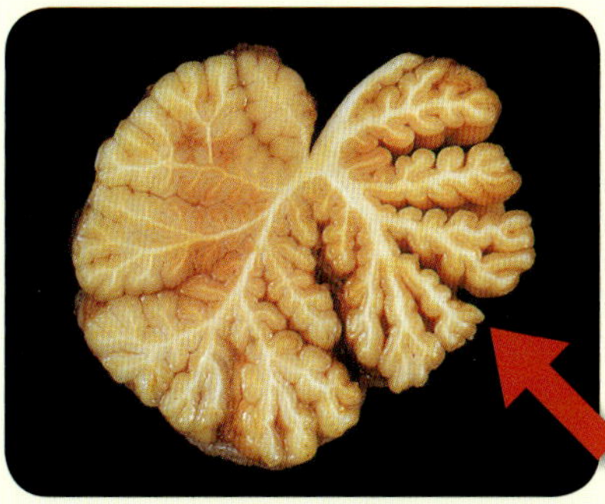

小脳変性症
矢印部位が萎縮した小脳皮質

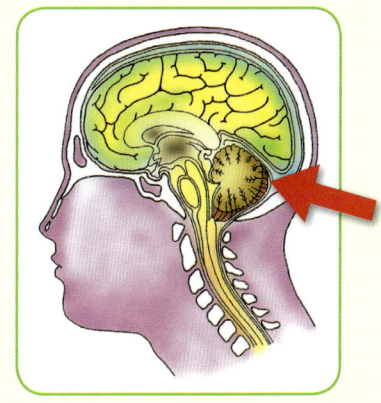

小脳の位置（矢印）

大量飲酒による脳萎縮所見 (MRI画像)

　脳全体が明らかに萎縮しています。長期にわたっての飲酒の結果"アルコール性認知症"になった64歳男性の大脳萎縮所見です。

　脳の中心部にある蝶の形をした側脳室（黒い部分）が著しく拡大しています。

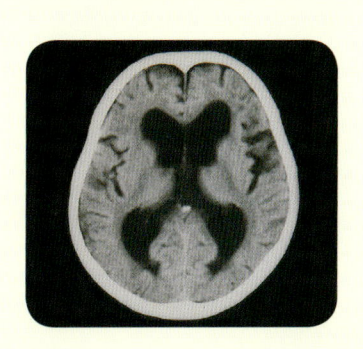

大量飲酒による脳萎縮進行例（CTスキャン像）

55歳男性の大脳のCTスキャン像です。
9年の間飲酒を続け、脳萎縮はさらに進行しました。
脳萎縮の進行とともに、人間らしい感情や知的な活動、意欲が消失します。早い年代（特に10代から）の飲酒は発達途中の脳神経細胞を破壊します。

9年前

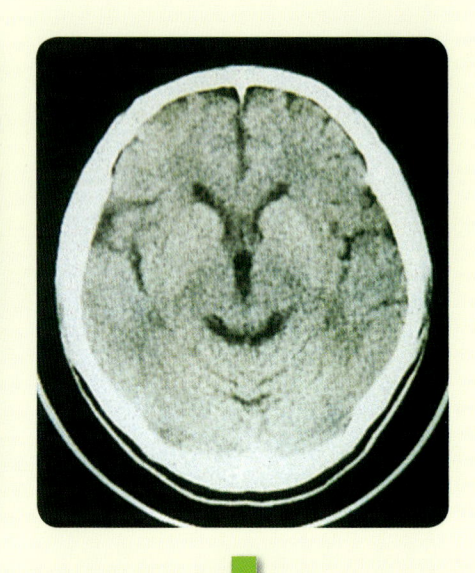

9年後

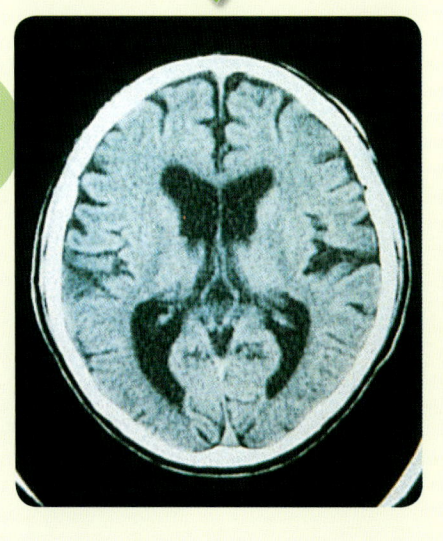

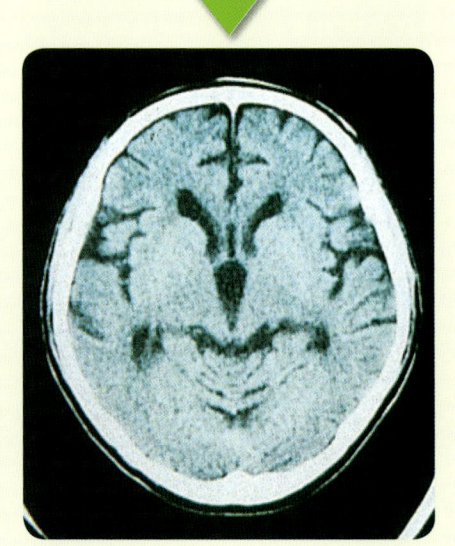

ウェルニッケ・コルサコフ症候群

乳頭体は脳の下にとび出している左右一対の小さな部位です。脳の記憶回路の中で重要な役割を果たしています。ここに損傷が起こると、もの覚えが悪くなったり、もの忘れなどの記憶障害が起こります。

急性期
乳頭体の出血部位（矢印）

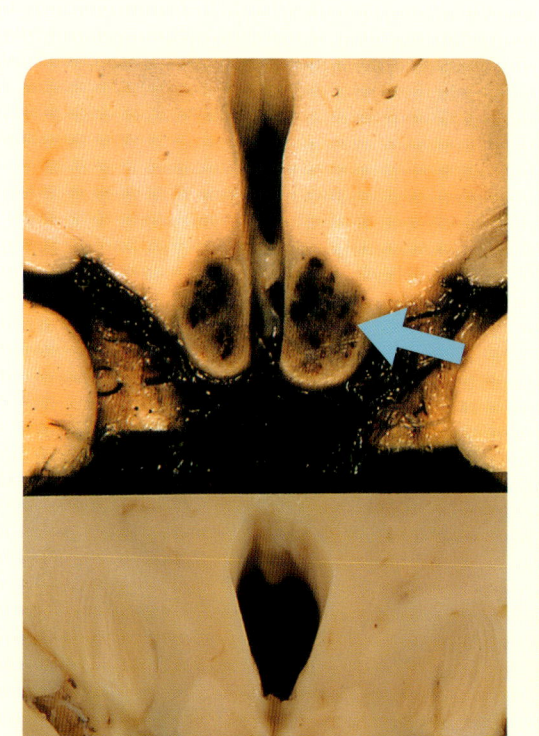

慢性期（矢印）
乳頭体が萎縮して神経細胞が脱落しています。記憶障害はさらにひどくなります。

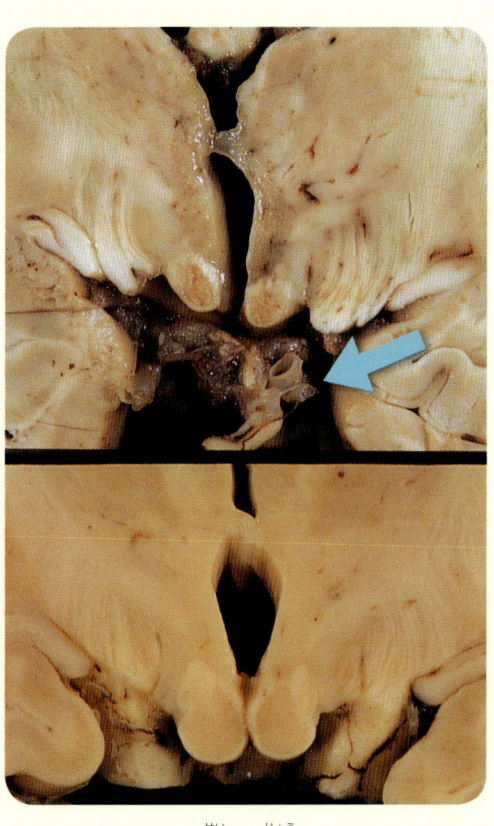

正　常

正　常

脳の血流障害 (SPECT[スペクト]像)

アルコール依存症者の大脳血流
前頭葉の著しい血流低下が認められます。

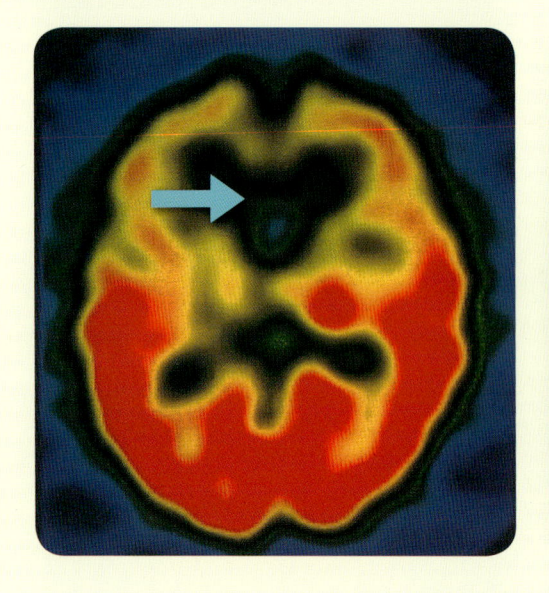

正常者の血流状態
脳全体に血液が流れています。

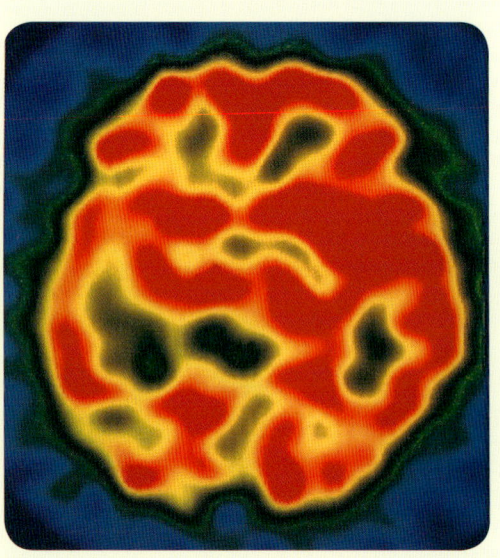

脳波の異常

長期にわたる飲酒によって脳が障害を受け、脳波所見にも異常が現れます。

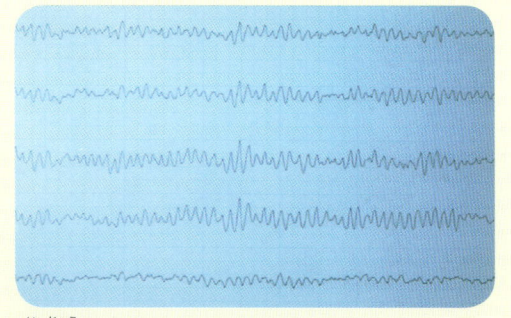

異常：波長（波と波の間の間隔）が長くなっています。

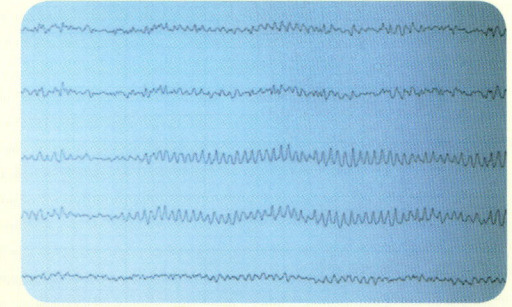

正常：波長は正常で定型的なα（アルファ）波が認められます。

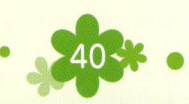

5 心臓障害

アルコールと心臓

　アルコールは心臓にも影響をおよぼします。成人の場合、少量の飲酒は狭心症や心筋梗塞などが起きるのを予防するといわれています。しかし、飲酒量が増えれば、逆にこのような命にかかわる心臓の病気のリスクを高めます。

　また、アルコールを長期にわたって飲み続けた人は、アルコール性心筋症になることがあります。体内に入ったアルコールは直接心臓の筋肉に傷害を与えます。この結果心臓の収縮力が下がり、心臓肥大を起こします。アルコール性心筋症の人は、飲酒をやめて治療を受ければ症状がとれて元の状態にもどることが多いのです。

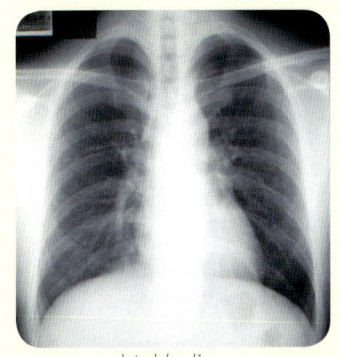

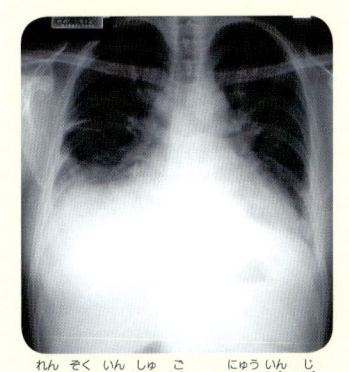

初診時
まだ、心臓の肥大は目立ちません。

連続飲酒後の入院時
明らかな心臓肥大と心不全による胸水がみられます。

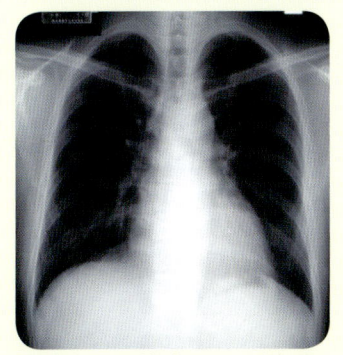

入院して禁酒18日後
心臓肥大がかなり改善しています。

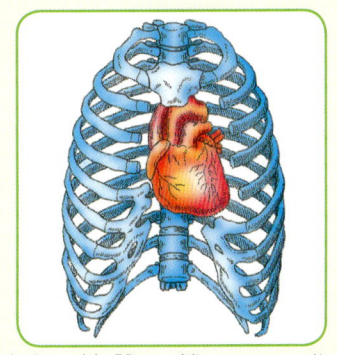

正常な心臓の大きさと位置

6 消化器系障害

肝障害

正常な肝臓

成人の肝臓は約 1200g です。

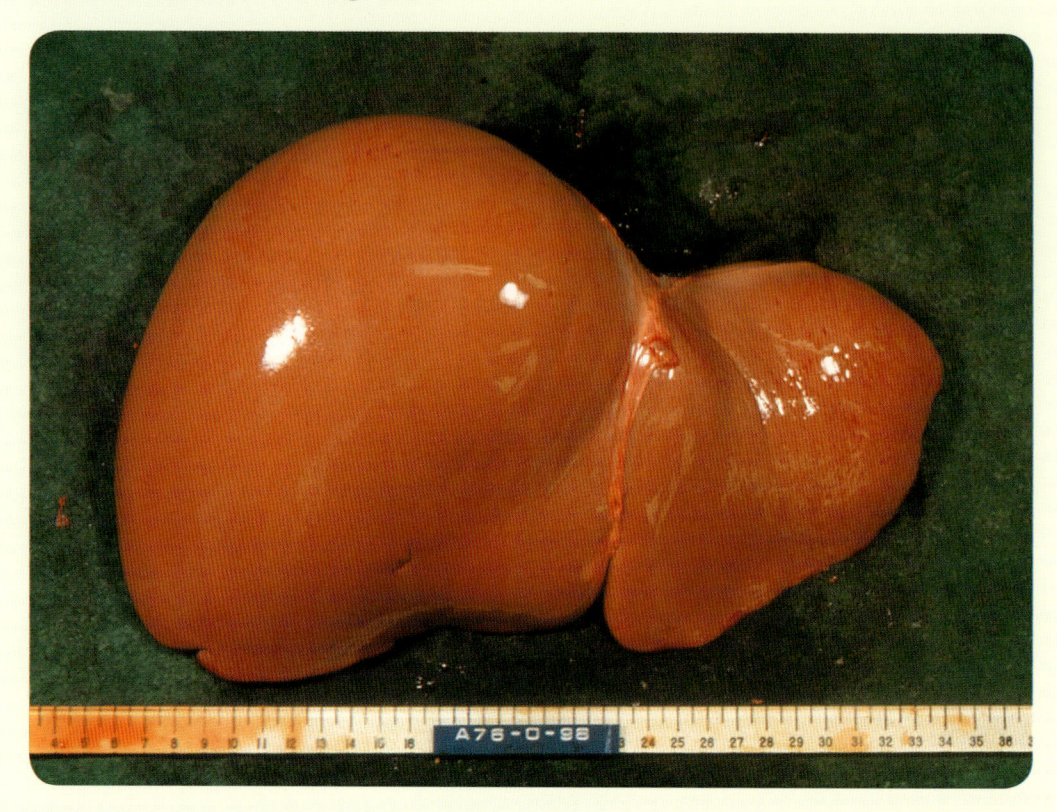

　体に入ったアルコールの 90％は肝臓でアセトアルデヒドに分解されます。分解、代謝されるときに肝臓は大きな負担を強いられます。そのために、長期の大量飲酒は肝臓の機能低下を招き、その結果肝障害を起こします。アルコール性の肝障害には、脂肪肝、アルコール性肝炎、肝硬変などがあります。

脂肪肝

　アルコールが分解される時に中性脂肪が作られます。大量飲酒を長い間続けると、これらの脂肪が血液に出てくるのと同時に、肝細胞の内にもたまります。これが、脂肪肝です。この状態でアルコールを控えれば、元のきれいな肝臓に戻りますが、飲み続ければ肝硬変になることもあります。飲酒の習慣がある人が脂肪肝と診断されたらお酒を止めるか減らすことが大切です。

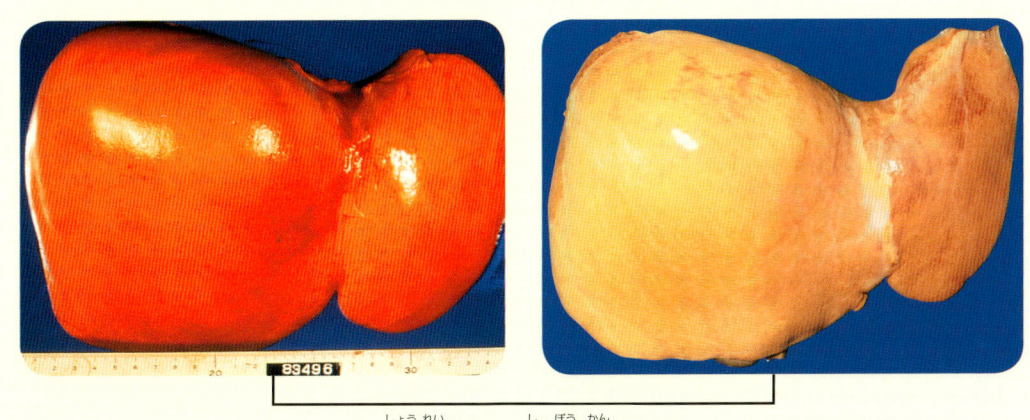

2症例とも脂肪肝です。

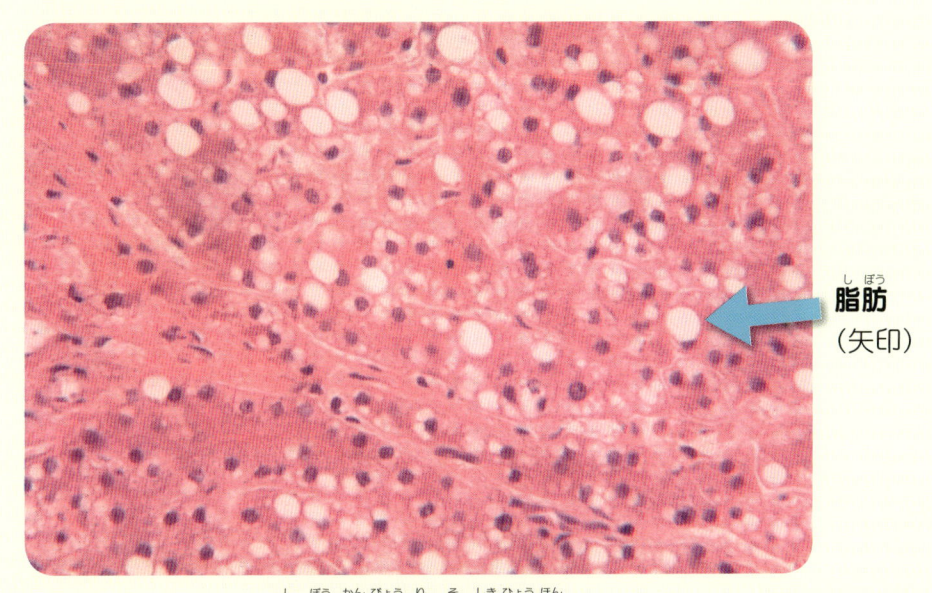

脂肪（矢印）

脂肪肝病理組織標本

肝硬変

　長期にわたる大量飲酒を続けていると肝臓が強い傷害を受けます。その結果、肝細胞が壊死（細胞が破壊されて死んでしまうこと）を起こし正常な肝細胞が減ってしまいます。細胞の穴埋めのために線維が増えるために、正常な肝臓の構造と異なる組織になってしまうのです。肝臓全体が硬くなり萎縮します。肝臓の表面がヒキガエルの背中のようにごつごつになります。こうなると肝臓の働きは著しく悪くなります。肝臓がんに移行することもあります。

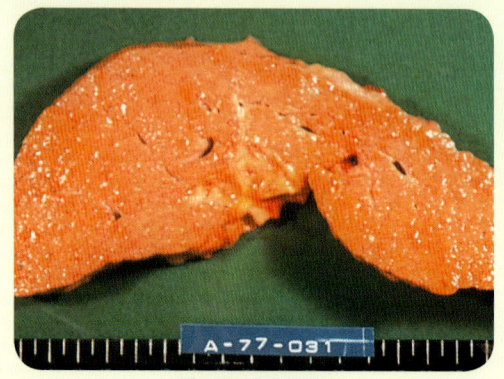

肝硬変割面 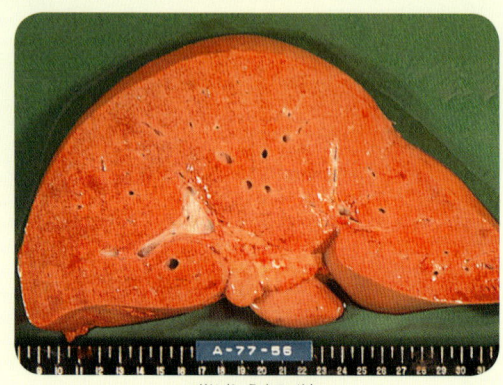　　　　　　　　**正常割面**

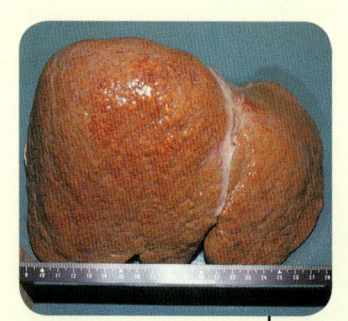

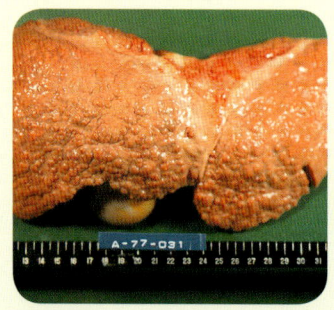

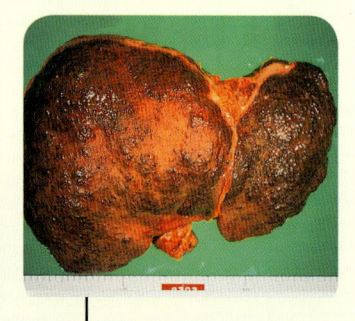

3症例とも肝硬変です。

アルコールと健康障害 2章

アルコール性胆汁うっ滞

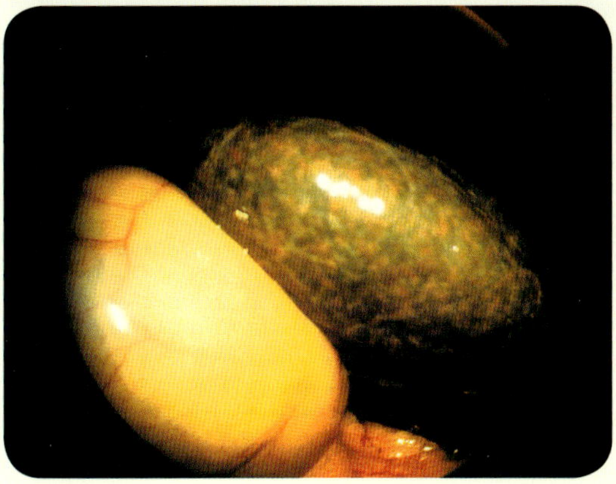

アルコールが原因で、肝細胞の胆汁分泌機能が悪くなり、胆管系に流れていくべき胆汁色素が肝臓の組織内に沈着して緑色調を呈してしまいます。

高度の黄疸が出ます。（写真の右にある黄緑色の臓器が肝臓）

肝性腹水

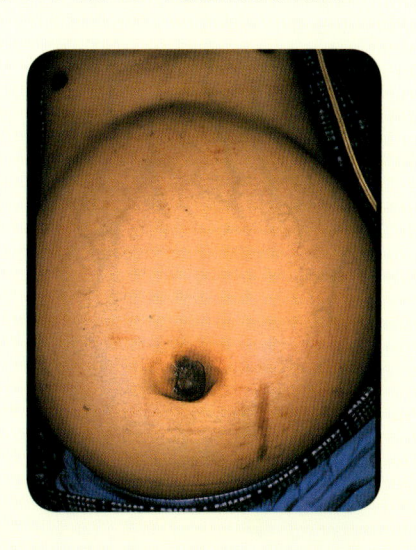

肝硬変の進行した時期の患者のお腹の様子です。10L もの腹水がたまっています。お腹にたまった水を抜いてもまたたまります。

クモ状血管腫

肝硬変の患者に見られることが多く、血中エストロゲン（女性ホルモンの一種）の上昇と関係があるといわれています。紅色丘疹の血管拡張を中心にクモが足を伸ばしたように多数の毛細血管が放射状に伸びることからこう呼ばれています。前頸部、前胸部に現れます。

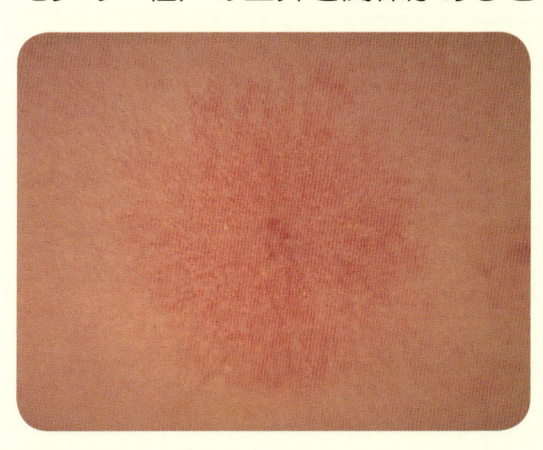

実物は径約 3cm の特大のものです。多くは 1cm 以下です。

胃および食道

アルコールの大量摂取は胃の粘膜組織を損傷するために吐血を起こすことがあります。

大量の飲酒後に胃粘膜が損傷されて出血した胃内部の様子
（吐血3日目）

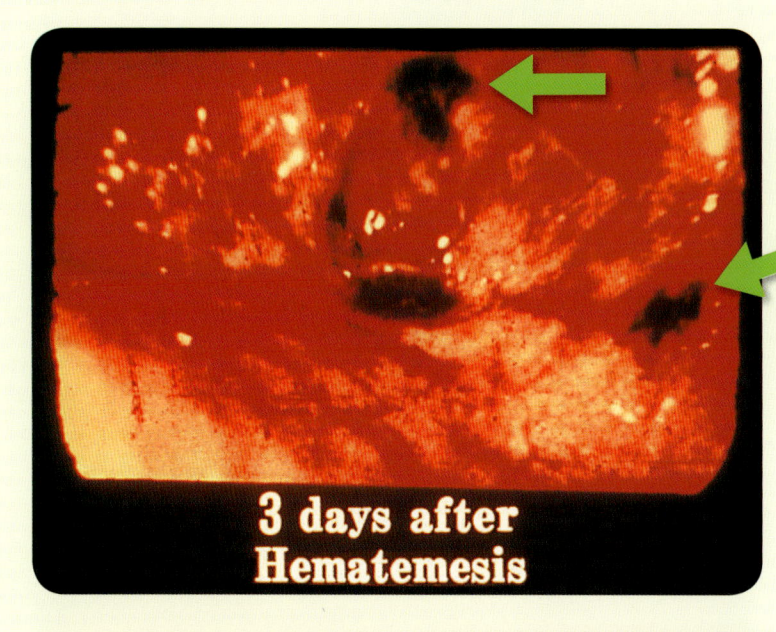

出血した血液が凝固して黒い塊になっています。（矢印）

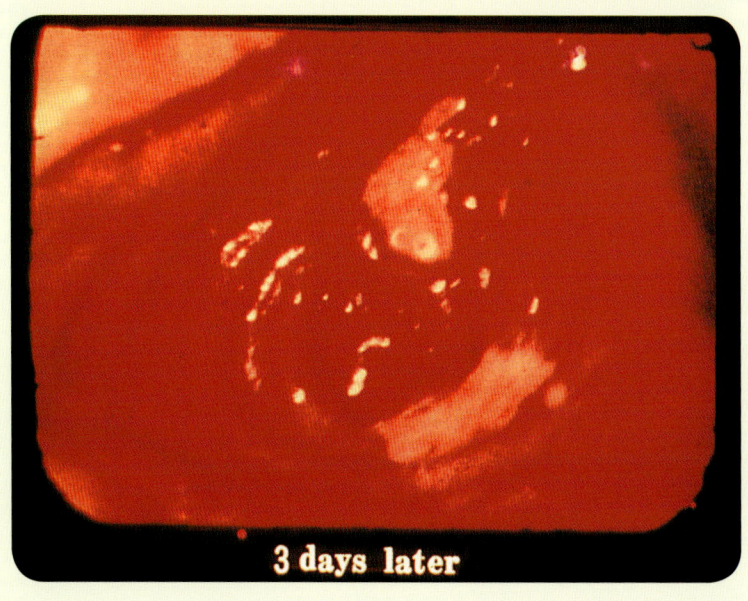

胃内部が出血で真っ赤になっています。

胃潰瘍

写真右中央の胃角部に白色の潰瘍があります。

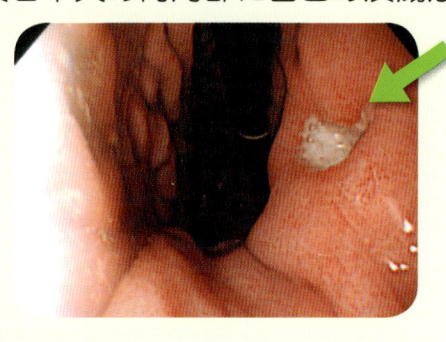

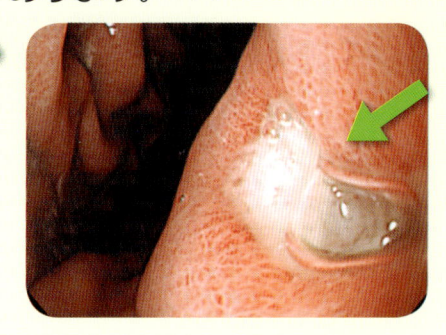

食道静脈瘤

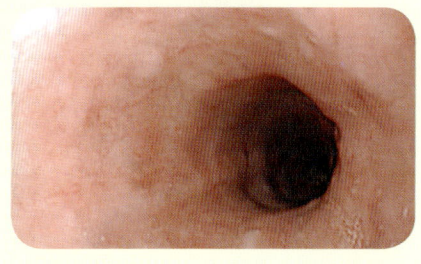

正常な食道

食道の走行にそって太い静脈瘤が走っています。

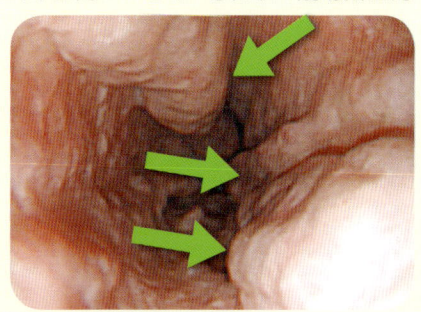

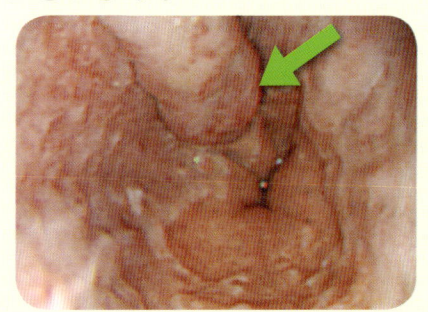

食道がん

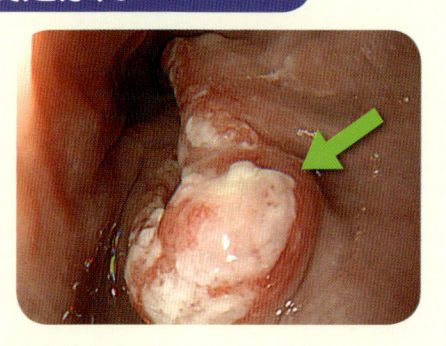

食べ物がつかえて見つかった食道がん。

すい臓

慢性すい炎とすい石症

慢性すい炎の患者の多くはアルコールが原因といわれています。アルコールがすい臓で作られる消化酵素液（すい液）の成分を変化させ、小さな蛋白のかたまりを作り、これが管をふさぎ、すい液の逆流を引き起こします。そのためにその上流の組織が壊され炎症を起こします。

アルコール性のすい石症
矢印部位がカルシウム沈着によるすい石

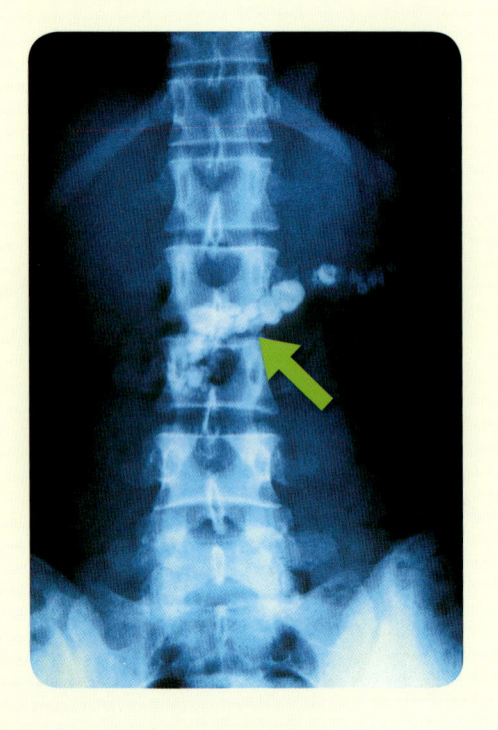

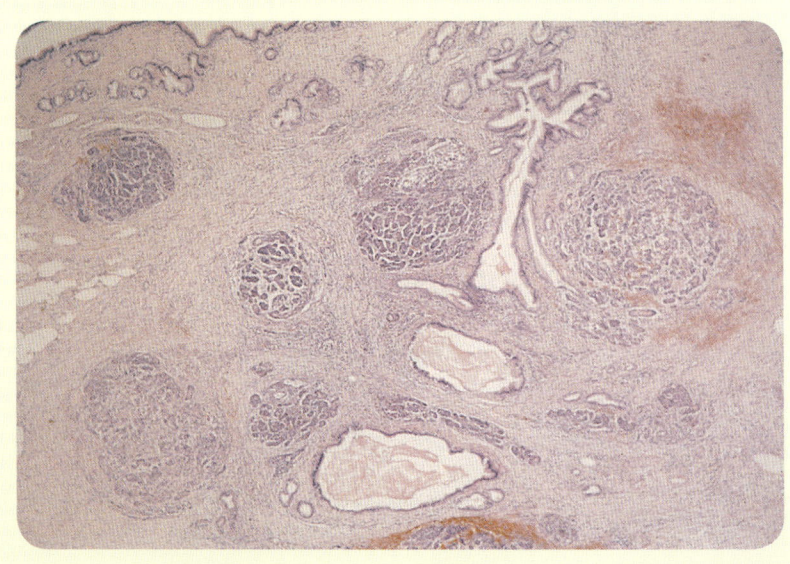

アルコール依存症者に見られた慢性すい炎の病理組織標本
（顕微鏡写真）

アルコールと健康障害 2章

7 栄養障害

アルコールと栄養障害

　長期にわたる飲酒が原因で、栄養に偏りが生じ栄養障害を起こすことがあります。その中でも「ニコチン酸」が欠乏するとさまざまな全身症状が現れます。

ペラグラ脳症（病理組織顕微鏡写真）

　ペラグラ脳症になると、頭痛・耳鳴り・腱反射の亢進・末梢神経の炎症・知覚麻痺・運動麻痺・幻覚・痴呆などのさまざまな症状が現れます。

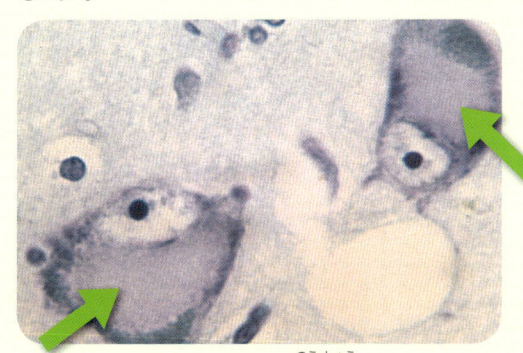

ペラグラ脳症
脳の神経細胞が腫れて（腫大）大きくなっているのがわかります。（矢印）

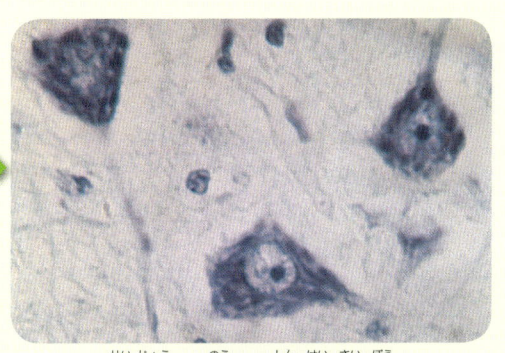

正常な脳の神経細胞
神経細胞はきれいにそろっています。

幻覚とは……
　実際には見えない物が見えたり、聞こえないはずの音が聞こえたりする状態をいいます。幻覚によって見える物や、聞こえる音に対して行動を起こしたり、恐怖心を抱いたり、さまざまな異常行動をとることがあります。

アルコール依存症患者の幻覚体験画→
日頃から奥さんに対して罪悪感を抱いているためにリアルな幻覚体験をしました（この患者は絵画のプロです）。

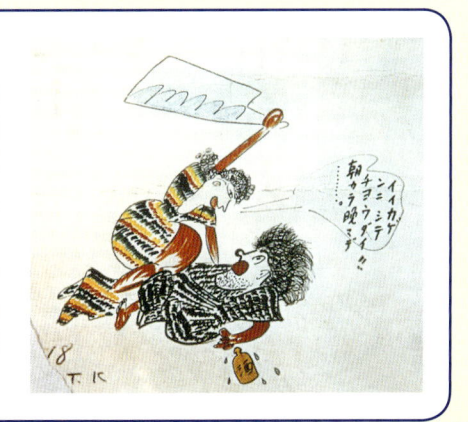

ペラグラ皮膚炎

　ペラグラ皮膚炎は、顔面、首のまわり（頸部）、手背、足背、前腕などの直射日光のあたる部位に左右対称に現れます。灼熱感（焼けつくような感じ）があります。

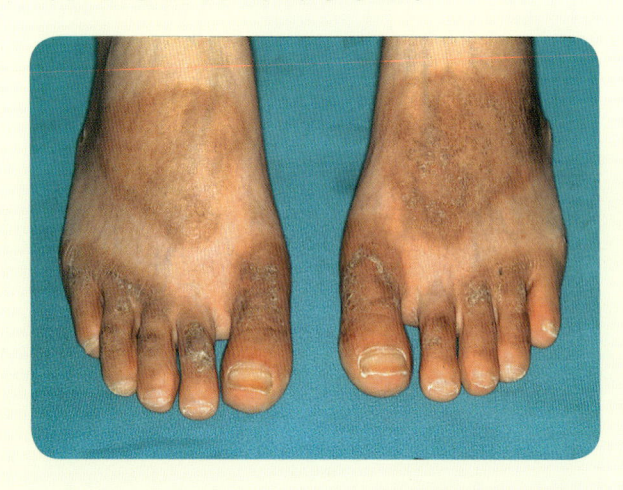

足背のペラグラ皮膚炎
この患者はいつも"ぞうり"をはいていたので直射日光が当たらない"鼻緒"の部位は皮膚炎になっていません。

ペラグラ舌炎

　舌だけではなく、口の中の粘膜全体に症状が出ます。舌は真っ赤になって腫れます。ひどくなると舌の表面がざらざらになったり、びらん（ただれること）、潰瘍（粘膜の組織が深いところまでおかされること）の状態になります。

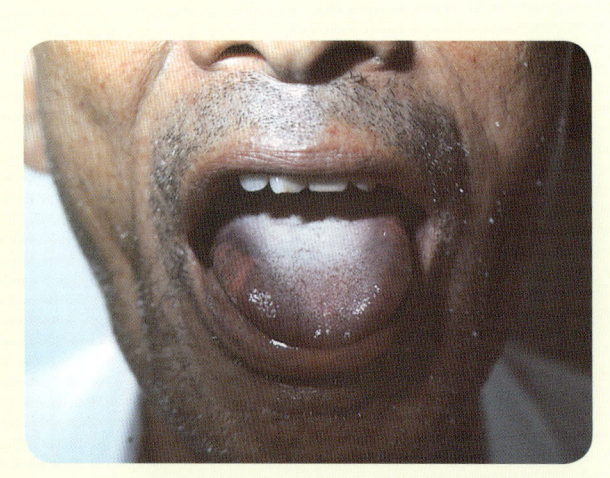

ペラグラ舌炎
舌が暗赤色になって腫れています。
舌の中央部に白い苔が見えます。

8 脂質代謝障害

アルコールと血液

　肝臓の働きが低下して脂質代謝が悪くなると赤血球が破壊されて、肝臓の処理能力を越えたビリルビンが運ばれてきます。"溶血性黄疸"と呼ばれ、黄疸の症状が出ます。

　また、アルコールは肝臓で中性脂肪が作られる働きを強めます。

異常赤血球の顕微鏡写真（矢印）
アルコールによる脂質代謝異常により、赤血球の膜が弱くなり刺が出るような変形を来します（壊れ易い）。

飲酒者の血清と非飲酒者の血清の比較
左の4本は飲酒後の血清です。程度は異なりますが、中性脂肪が血液中にたくさん混じっていることを証明しています。

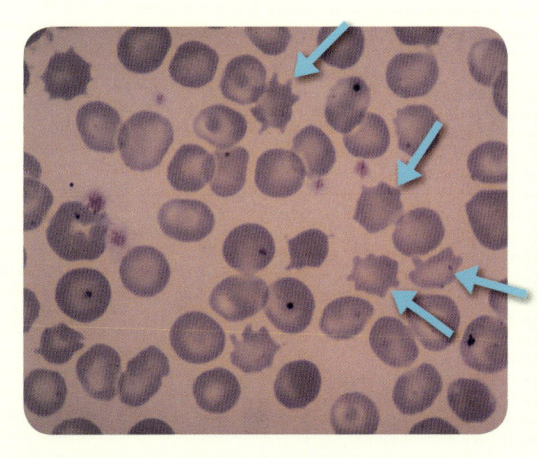

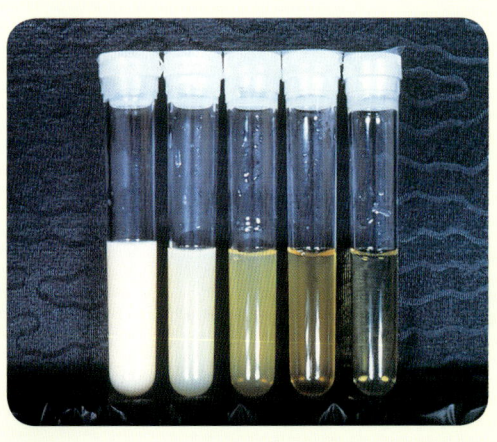

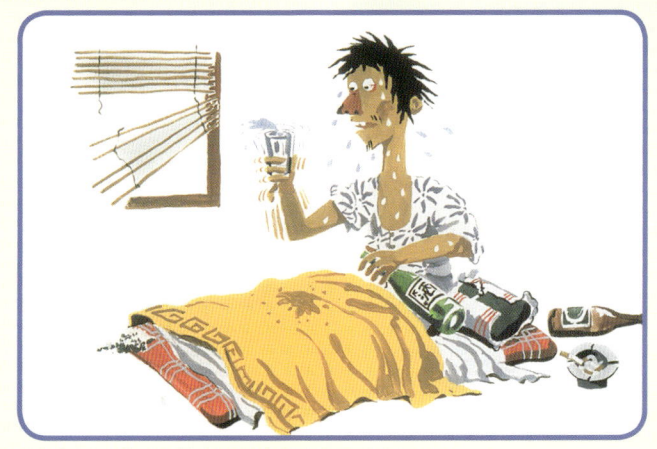

9 骨への影響

骨粗しょう症

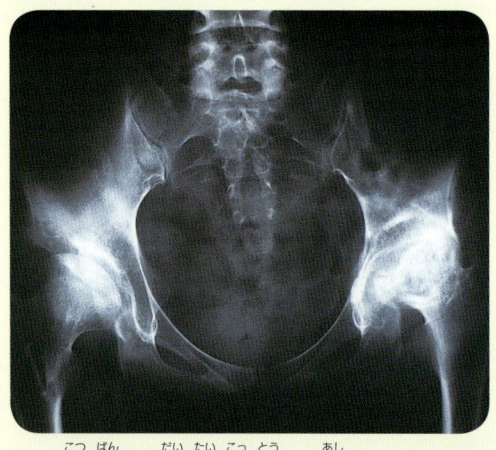

　アルコール依存症の人や、長期にわたって大量の飲酒を繰り返している人の骨は、内部の構造がスカスカになってもろくなり、骨折しやすくなります。この状態は「骨粗しょう症」と呼ばれています。この病気は骨の中のカルシウム、たんぱく質、リンの量が減少することが大きな原因です。大量飲酒者が「骨粗しょう症」になりやすい理由は、アルコールが骨芽細胞の働きを抑制することや、不規則な食事で栄養が偏り、骨に必要な栄養素が不足することなどです。

　特に20歳までの成長期は骨がつくられる骨成長が盛んに行われますので、この時期からの飲酒は骨成長を妨げます。骨の成長にとっても未成年の飲酒はとても危険なのです。

骨粗しょう症　　　　　　　　　　**正常**

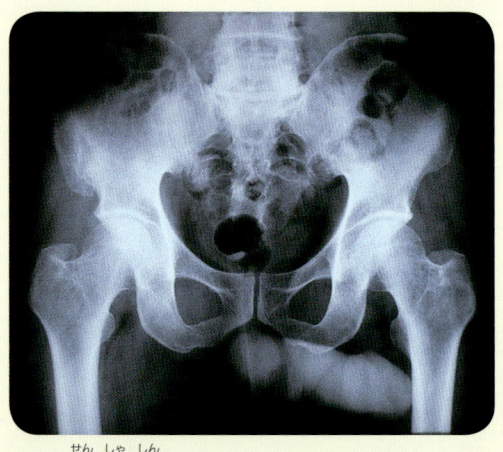

骨盤と大腿骨頭（足のつけね）のＸ線写真（2枚とも男性の写真）

　右の写真は正常な骨の人の写真です。左の写真は骨粗しょう症の人の写真ですが比較して見ると大腿骨頭や骨盤がもろくなって崩れていることがわかります。こうなると少しの刺激で骨折しやすくなります。

3章

アルコール酔いのメカニズムとアルコールのたんぱく凝固作用を見る実験

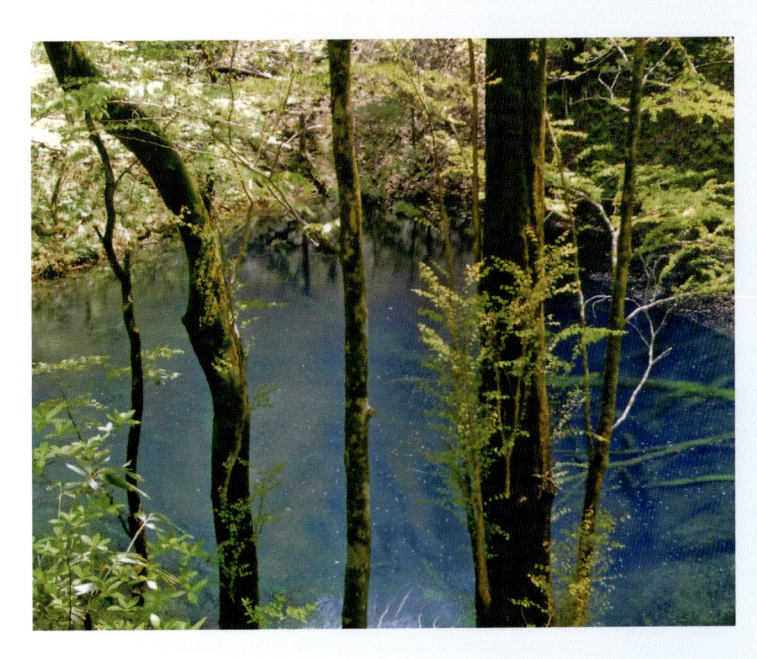

栗原 久

3章 アルコール酔いのメカニズムとアルコールのたんぱく凝固作用を見る実験

1 酔いのメカニズム

　アルコールの中枢神経作用は鎮静・催眠薬（睡眠薬）や全身麻酔薬などと共通して、血中濃度の上昇にしたがって大脳新皮質・辺縁系・小脳・最後に脳幹部へと抑制が進展していきます。どのようにして酔いが進行していくのかをわかりやすく55〜56ページに図で示してみました。

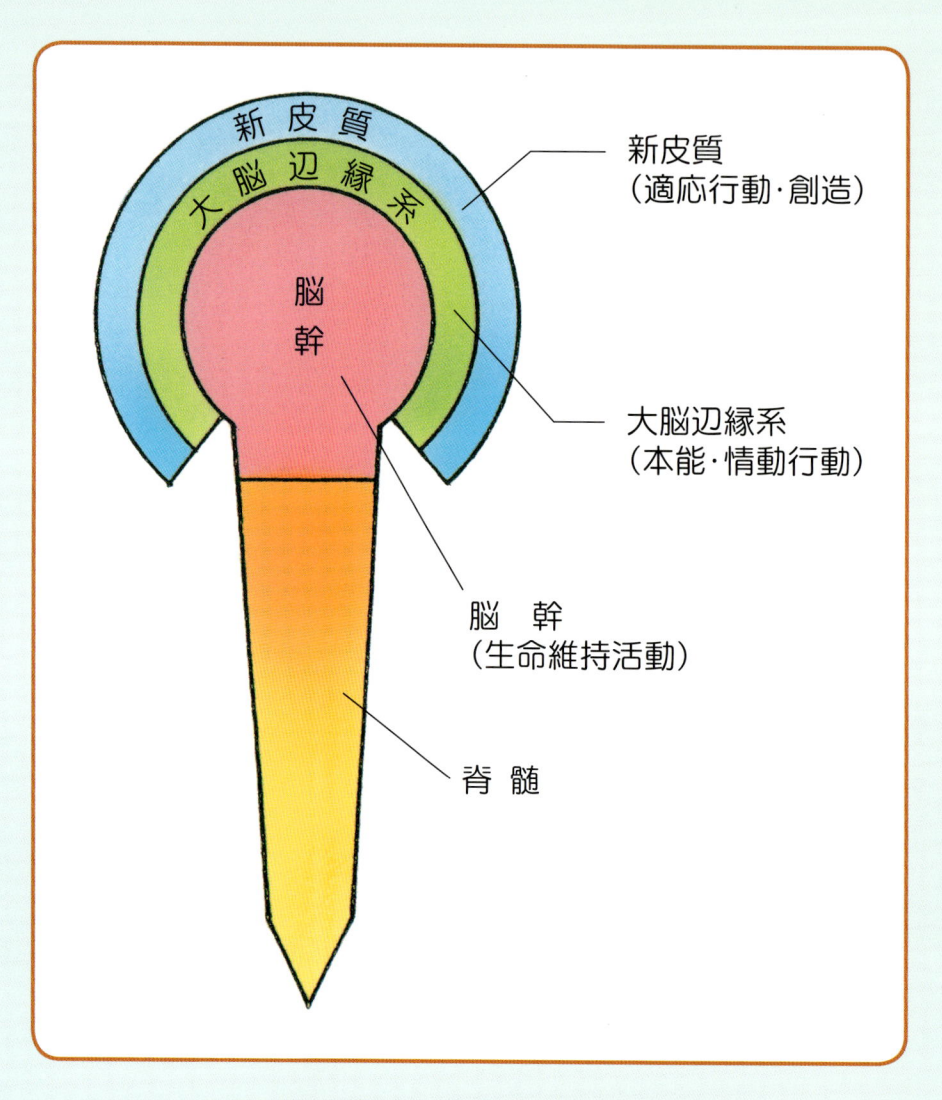

新皮質
大脳辺縁系
脳幹

新皮質
（適応行動・創造）

大脳辺縁系
（本能・情動行動）

脳　幹
（生命維持活動）

脊　髄

脳機能の状態

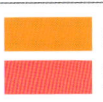

■ 少し麻痺した部分
■ 完全に麻痺した部分

大脳新皮質の働きが低下します。
運動・感覚機能が少し下がります。

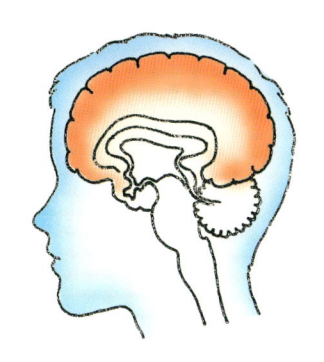

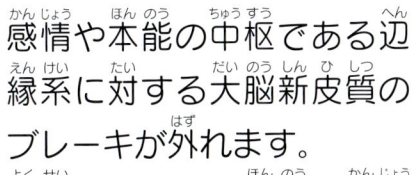

軽度の酔い（酩酊）

感情や本能の中枢である辺縁系に対する大脳新皮質のブレーキが外れます。
抑制されていた本能や感情が活発になります。

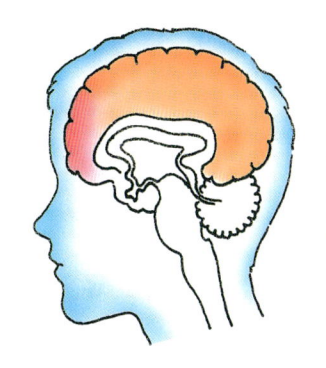

強い酔い（酩酊）

さらにアルコールの抑制作用が強まり運動・感覚機能が著しく低下します。

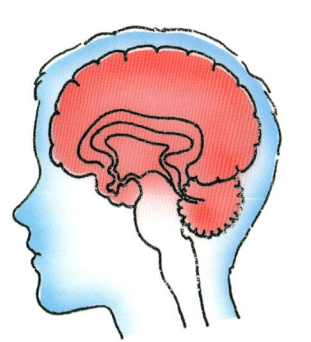

酔いつぶれ（泥酔）

アルコールの抑制作用で脳全体が麻痺状態になります。
呼吸・循環器をつかさどる脳幹部まで抑制が進みます。
昏睡状態になると死亡する危険が高まります。

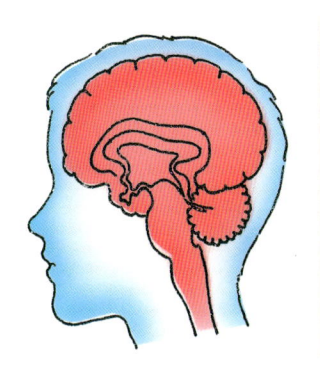

昏睡

酔いの状態

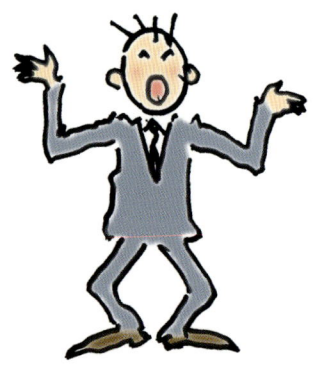

気分が高まりおしゃべりになります。
脈拍が速くなります。
体温が上がります。

軽度の酔い（酩酊）

理性や自制心を欠いた行動をとりやすくなります。
千鳥足・呼吸が速くなります。
気分が悪くなって吐き気がしたり嘔吐をします。

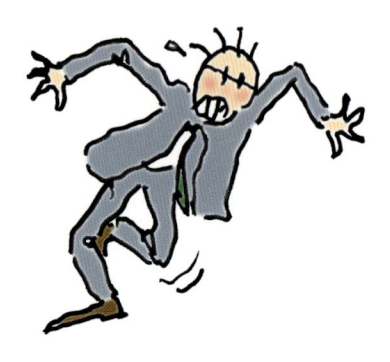

強い酔い（酩酊）

介護がないとまともに歩けなくなります。意識がもうろうとしてきます。言っていることが意味不明になります。
酩酊中に起こった出来事を後になって全く思い出せない記憶の空白（ブラックアウト）が起きます。

酔いつぶれ（泥酔）

揺り起こしても起きません（反応がありません）。
失禁（大便、小便を漏らします）。
呼吸がゆっくりになり深くなります。
死亡に至ります。

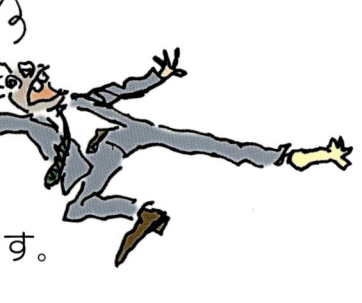

昏睡

アルコール酔いのメカニズム　3章

2　マウス実験で見るアルコールの害

運動失調と昏睡状態

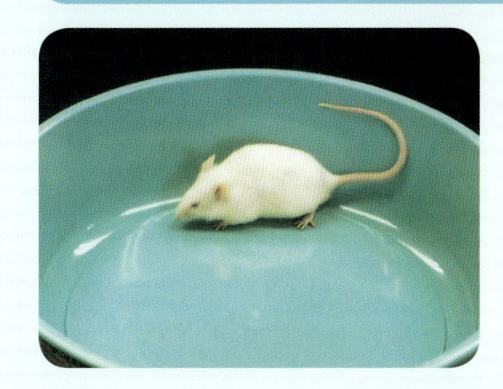

［正常マウス］

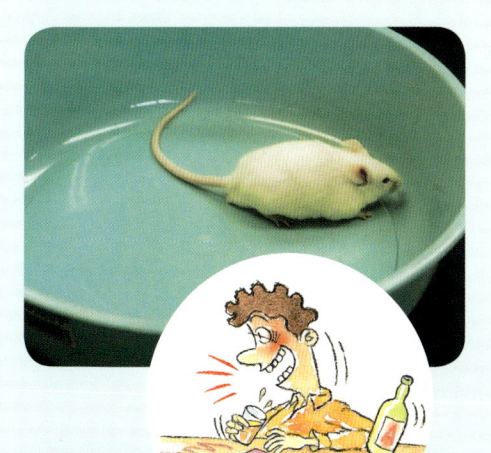

ケージの中で元気に動き回っています。筋肉の働きがしっかりしているので、お腹が床から離れているところに注目しましょう。

［運動失調の発現］

エタノール3g／kgを経口投与（人の場合、日本酒2合相当）して30分後、筋肉の弛緩のためお腹を床につけ、フラフラしながら動いています。人の場合は「ほろ酔い」状態で、気分は陽気になり、口が軽くなります。自分では酔っていないつもりでも判断力や反射が鈍っています。

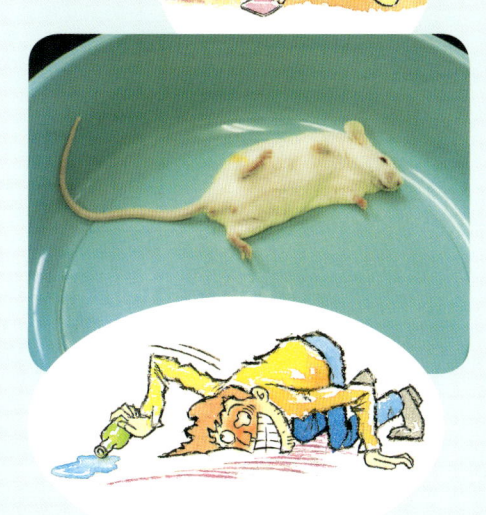

［昏睡（全身麻酔）状態の発現］

エタノール7g／kgの経口投与（人の場合、日本酒約5合相当）。マウスは倒れて起き上がれません。6時間後にようやく正常状態に戻りました。人の場合は、泥酔または昏睡状態です。脳幹部を残して、大脳、小脳と脊髄が麻痺して全身麻酔状態にあり大変危険です。

57

バランス感覚の低下と筋弛緩

ブリッジテスト

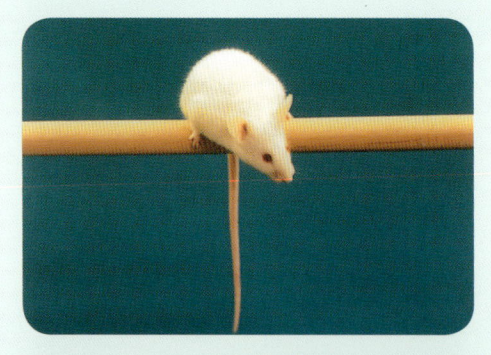

[正常マウス]
直径2cmの丸棒の上でバランスよく姿勢を保っています。

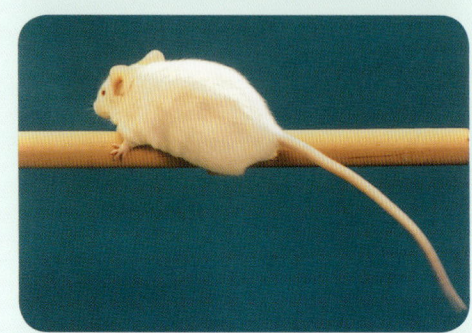

[バランス感覚の軽度低下]
エタノール3g／kg経口投与10分後。バランス感覚が鈍り丸棒の上で足の踏み外しが起こっています。

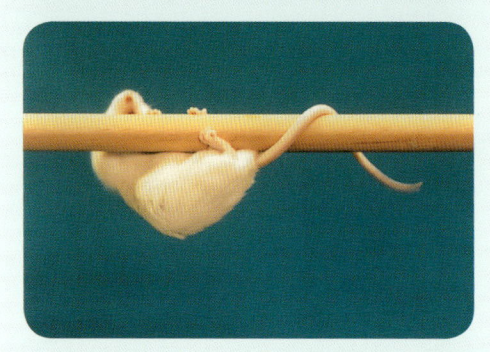

[バランス感覚の重度低下]
20分経過後。
丸棒の上に乗れず、やっとしがみついています。

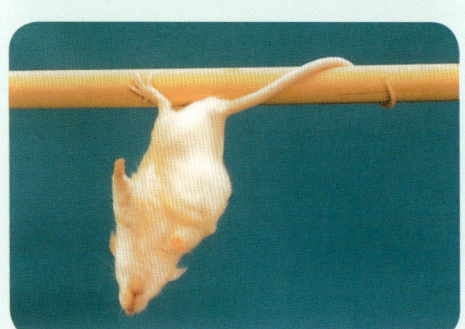

[バランス感覚の崩壊と筋弛緩]
筋肉の弛緩がさらにひどくなって、丸棒の上にしがみついていられず、落下寸前です。

バランス感覚の低下と筋弛緩

懸垂テスト

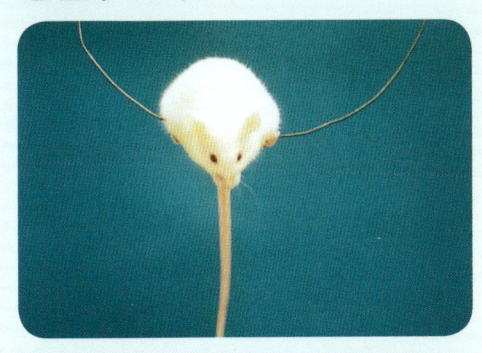

[正常マウス]
細い針金の上でちゃんと姿勢を保っています。

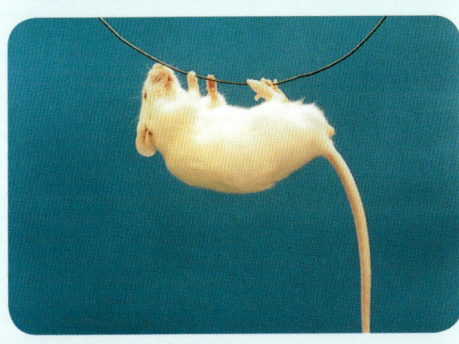

[軽度の筋弛緩]
エタノール3g／kgを経口投与10分後。
針金を握る力が弱まり、4本の手足でようやく落下を防いでいます。

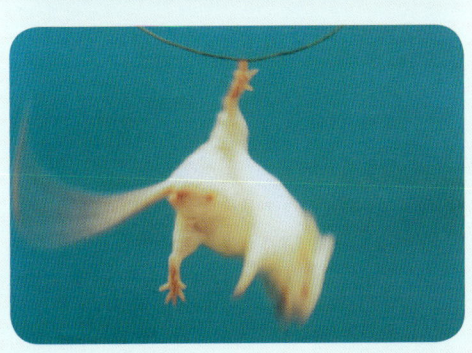

[重度の筋弛緩]
30分経過後。体を支えられず、落下してしまいました。

筋弛緩テスト

懸垂テスト

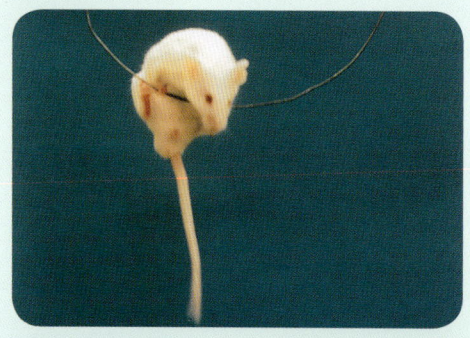

[正常マウス]
針金をきちんと握って体を保つことができています。

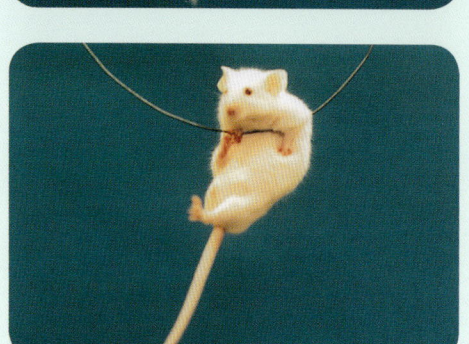

[軽度の筋弛緩]
エタノール3g／kg経口投与10分後。針金を握る力が弱まってきました。

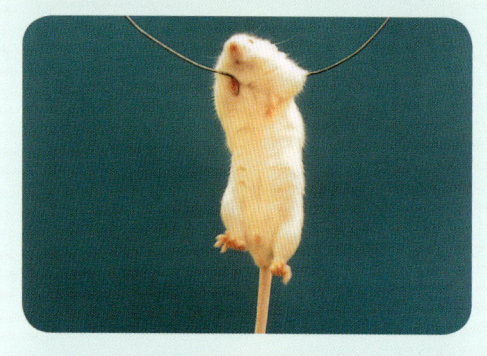

[中度の筋弛緩]
20分経過後。後ろ足を持ち上げられず、前足を針金にからめてようやく落下を防いでいます。

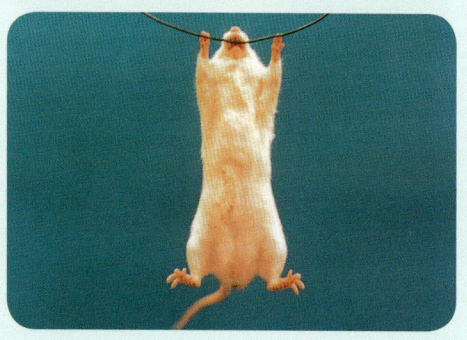

[重度の筋弛緩]
30分経過後。体を支えられず、落下寸前です。

離脱症状

アルコール依存の離脱症状

アルコール8g／kg（人の場合日本酒約5合相当）を1日2回、7日間にわたってマウスに経口投与し、最終投与の24時間後に、普通では症状が現れないごく少量のペンチレンテトラゾール（脳を刺激して、大量投与ではけいれんを引き起こす薬。離脱症状を起こすために投与）を腹腔内投与しました。

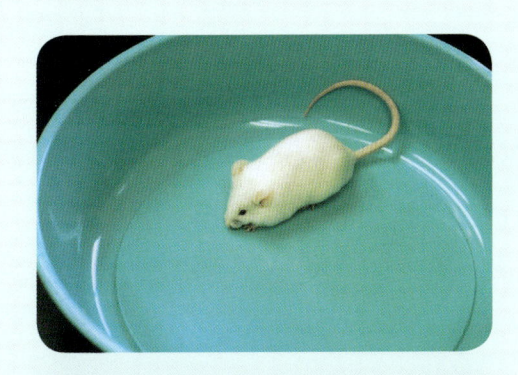

［振戦（ふるえ）の発現］
マウスは一か所に止まって、小刻みにふるえています。

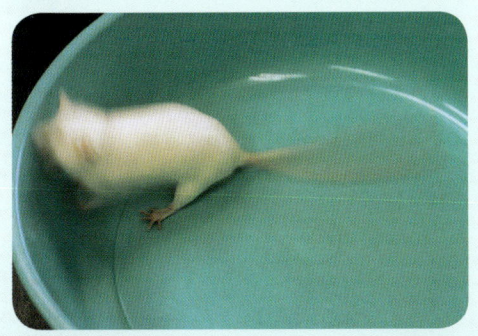

［間代性けいれんの発現］
ふるえに続いて、手足や尾を大きくばたつかせるけいれんが現れました。

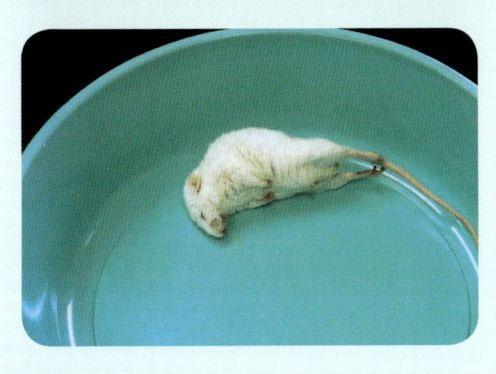

［強直性けいれんの発現］
間代性けいれんが激しくなった後で、体全体を突っ張る強直性けいれん（ひきつけ）が現れました。急いで抗けいれん薬を投与して、死亡を防ぎました。

アルコールによる胃潰瘍の発現

人の場合もアルコールを一気に大量に摂取すると、急性アルコール性胃潰瘍になることがあります。胃からの出血、吐血が起こり生命の危険を招くことさえあります。

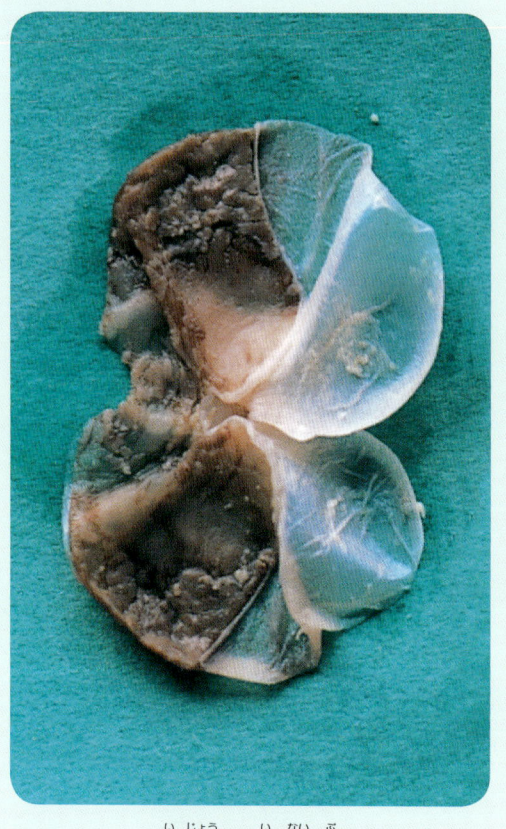

異常な胃内部

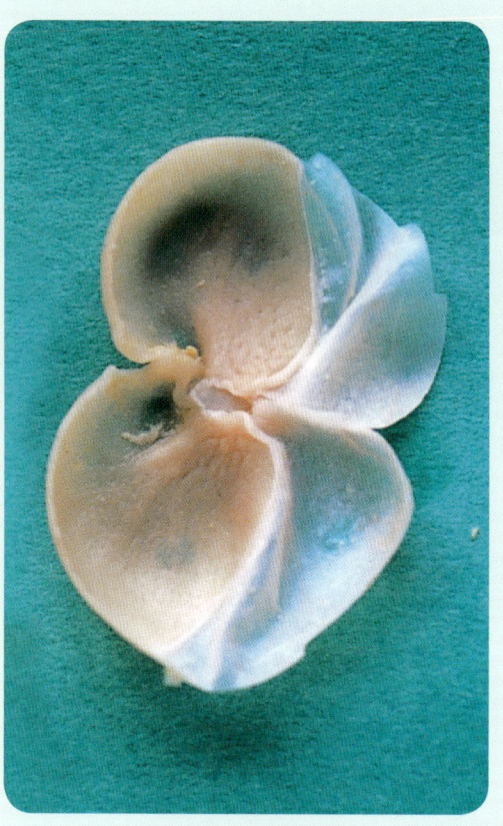

正常な胃内部

アルコールを経口投与したマウスの胃を2時間後に調べました。胃粘膜のただれ、出血が起こっています。アルコールが直接、粘膜を傷めるために血管が破れて出血したのです。

3 アルコールのたんぱく凝固作用を見る実験

　胃の表面の細胞はたんぱく質でできていますから、アルコールを大量に摂取したり、長期にわたって飲酒を続けていると胃壁表面の細胞が壊されて硬くなってきます。
　細胞を破壊するアルコールの恐さを"まぐろの赤身"と"鶏卵の卵白"を使って実験で確かめてみました。強いお酒をストレートで一気に飲むと人の胃の中でも同じことが起こります。

用意するもの
- まぐろの切り身（赤身）一切れ
- エタノール（純度99.5％）
- 鶏卵一個
- シャーレ

①まぐろの赤身実験

濃度の高いエタノール液の中にまぐろの赤身一切れを浸します。

表面がすぐに白くなります。これは表面のたんぱく質が凝固して破壊されたことを証明します。

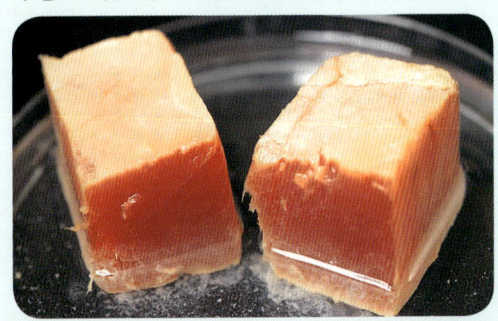

まぐろを切って開いて見ました。エタノールに触れていない中の組織は変性していません。

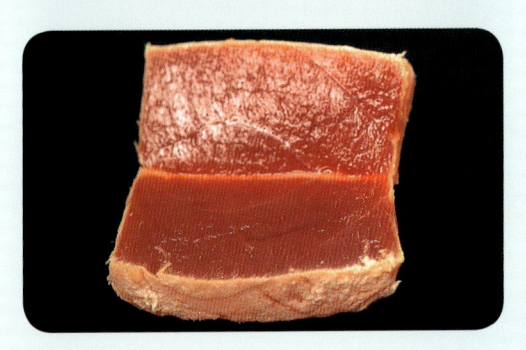

②鶏卵の実験

卵白の部分にエタノールを一滴たらしました。

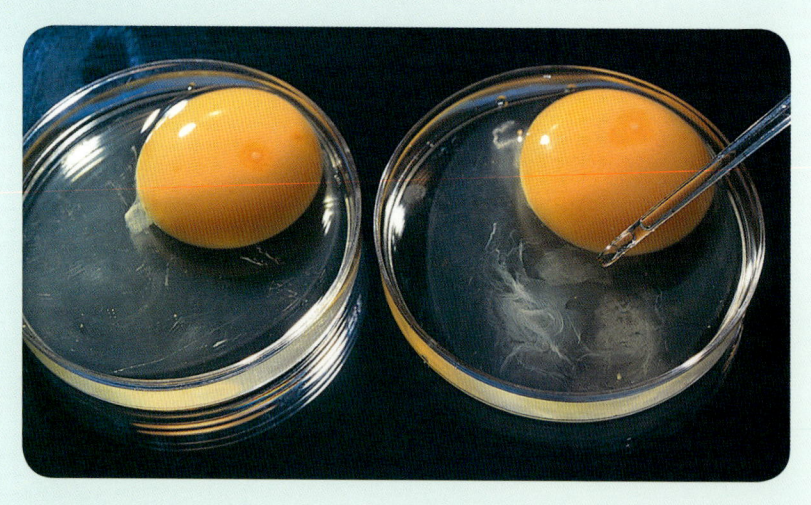

卵白はたんぱく質でできていますのですぐに凝固しました。黄身は脂肪でできているので変性しませんでした。

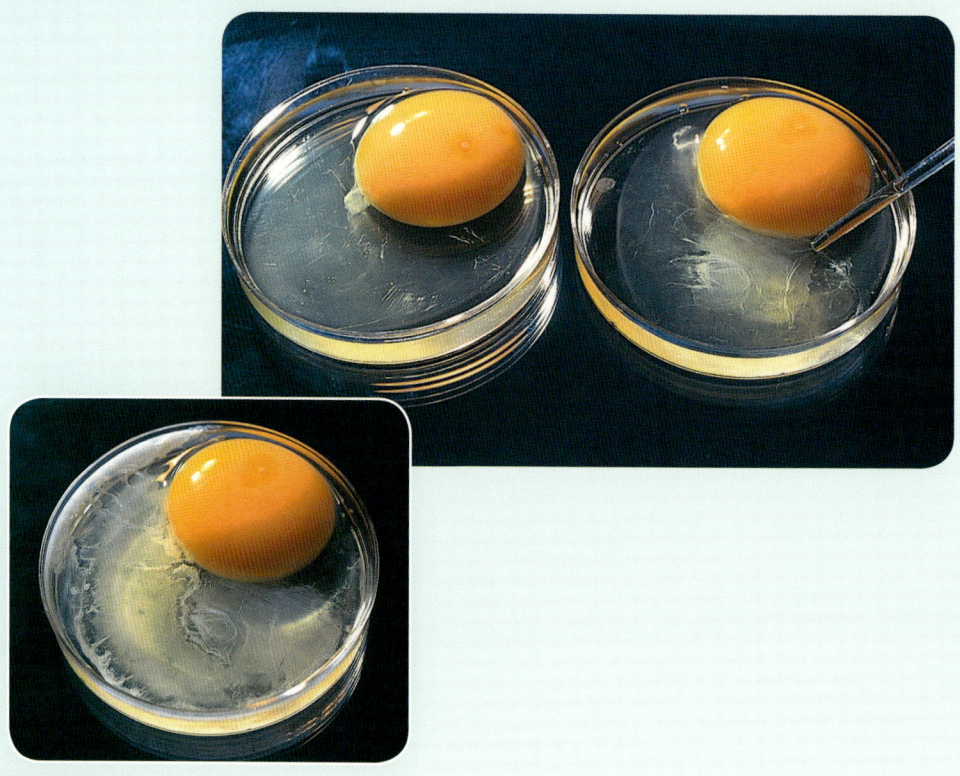

トピックス

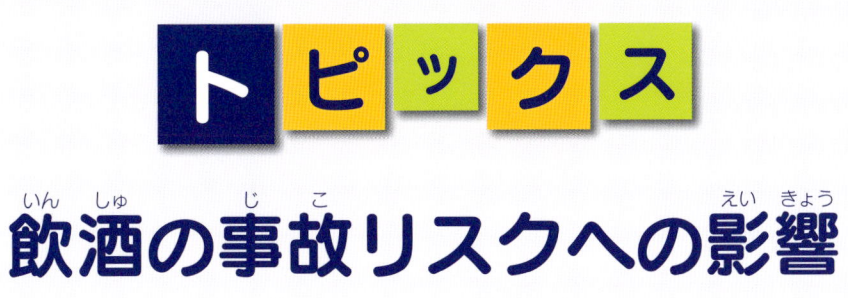

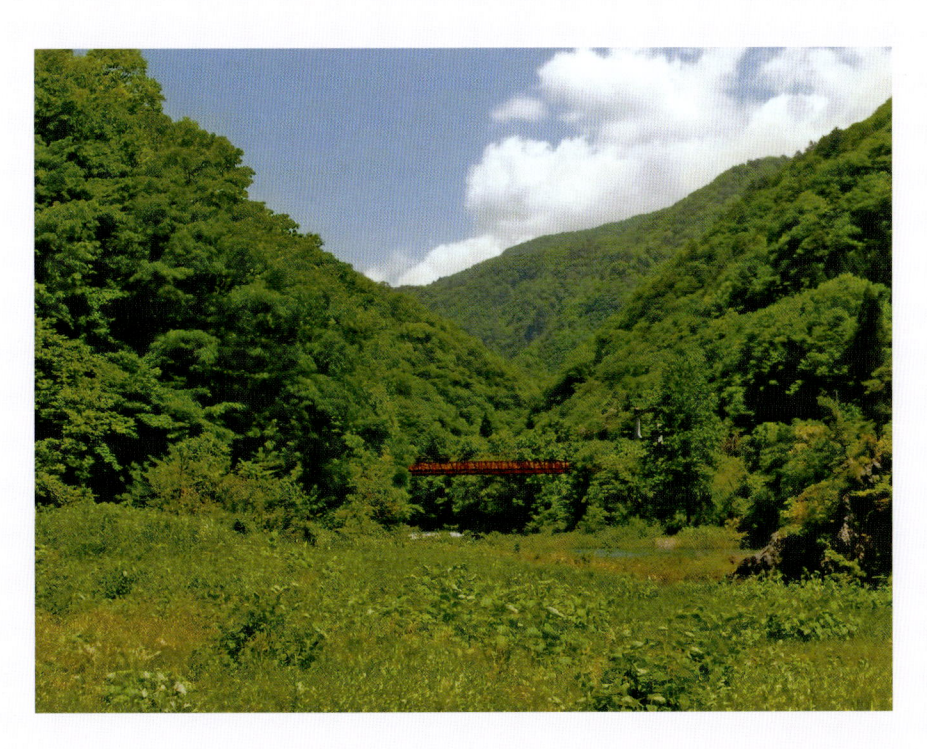

飲酒の事故リスクへの影響

樋口 進

トピックス

飲酒と交通事故対策

　わが国では法律を改正するなど様々な対策が講じられていますが、飲酒運転による事故はなかなか減りません。飲酒運転を減らすためには、法律を厳しくするだけでは不十分で、飲酒運転に関する正しい知識の普及をはじめ、アルコール依存症の予防や治療も重要であることが指摘されています。ここでは、飲酒運転事故を予防するために必要と思われるいくつかの情報を提供します。

1. 飲酒後に運転をしてはいけない時間

　飲酒後に体内に入ったアルコールの90％以上は肝臓や筋肉で分解されなければ、体からなくなりません。汗や尿から体外に出る量はほんのわずかです。アルコールの分解に必要な時間は、ほぼ飲んだ酒量に比例して長くなっていきます。また、その速度は、一般の人が信じているよりかなり遅いかもしれません。

　この点を明らかにするために、我々は、一般成人に対する実態調査で以下のような質問をしました。それは、4種類の飲酒量を提示し、それを飲酒した場合に、運転可能となるまでにどれ位の時間待つ必要があるか、というものです。その結果、一般人の多くは、飲酒量が増えても、それに比例して長く待つ必要があると認識していませんでした。また、飲酒量が多くなった場合、多くの人の回答が実際に待たねばならない時間より大幅に短くなっていました。

　それでは、実際どのくらい待たねばならないのでしょうか。アルコール・薬物関連3学会は、アルコール分解速度の個人差も踏まえて、分解速度を1時間4g（純アルコール換算）とし、1ドリンク（10g）を飲酒した場合、飲み始めから最低2時間30分待つように勧告しています（ドリンクは飲酒量の単位です。1ドリンクは純アルコールで10gのお酒です／松本博志．日本アルコール・薬物医学会雑誌，2011）。表Aに、飲酒後運転してはいけない時間をまとめました。表の

ように、飲酒量が2倍になれば、待ち時間も単純に2倍、3倍になれば3倍と計算します。また、前日に大量飲酒した場合、アルコールが体から完全に消失しても3時間は運転に影響があるとのことです。今後、このような知識がさらに広く啓発される必要があるでしょう。

表A. 飲酒後運転してはいけない時間

飲酒量（ドリンク）	時間
1	2時間30分
2	5時間
3	7時間30分
4	10時間
6	15時間
8	20時間

注）2ドリンクはだいたい以下の量に相当：
ビール 500mL
日本酒 1合
酎ハイ（7%）350mL
焼酎 25度 100mL
ウィスキー・ブランデー 60mL
ワイン 200mL

2. 飲酒の運転技能への影響

個人差は認められますが、アルコールの運転や行動技能に対する影響は、極めて低いアルコール血中濃度から始まります。また、予想される通り、血中濃度が上がれば上がるほど、影響が大きくなります。表Bに、影響を受ける運転技能、アルコール血中濃度、その濃度に達するおそれのある飲酒量、を示しました。少ない飲酒量で運転技能に影響が出ることがよくわかると思います。

表B. 血中アルコール濃度と運転技能への影響

運転技能	障害を引き起こす血中濃度	ビール換算量[1]
集中力が下がる	0.02%未満	350mL缶1本未満
反応時間が遅れる	0.02%	350mL缶1本
ハンドルをうまく操作できなくなる	0.03%	500mL缶1本弱
視力が下がる	0.04%	500mL缶1本
交通規則を無視し始める	0.05%	350mL缶2本弱

1) 体重60kg程度の人が飲酒した場合、その血中濃度に達する可能性があるおおよその量。

出典：樋口 進. 日本アルコール・薬物医学会雑誌, 2011.

トピックス

3. 飲酒の事故リスクへの影響

　アルコールは交通事故を引き起こすリスクを高めます。図Aa、Abは米国のデータで、同じ年代の飲酒をしていない男女と比較して、飲酒運転した者の単独車両事故による死亡リスクが何倍高かったかを示しています。図から明らかなように、リスクの増加はアルコール血中濃度が低い場合にはそれほど大きくありませんが、血中濃度の上昇とともに急激に増加します。また、図からも明らかなように、飲酒の影響は女性より男性で、また、高齢者より若年者で強く出ます。

図Aa. 単独車両事故における運転者の死亡リスクと血中アルコール濃度との関係（年齢別男性）

図Ab. 単独車両事故における運転者の死亡リスクと血中アルコール濃度との関係（年齢別女性）

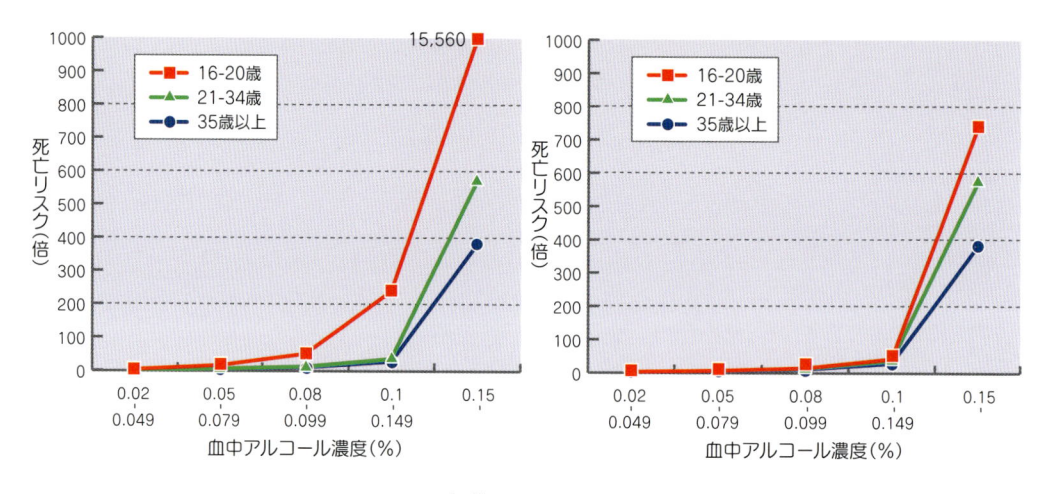

出典：Zador PL et al. Journal of Studies on Alcohol, 2000.

4. 常習飲酒運転とアルコール依存症の関係

　図Ba、Bbは、飲酒運転の経験とアルコール依存症の有病率（病気にかかっている人の割合）との関係を示しています。図Baは2008年に実施した一般成人に対する実態調査結果の一部です。図から明らかなように、アルコール依存症の有病率は、「飲酒運転で検挙2回以上の者」が最も高く、以下、「飲酒運転で検挙1回の者」、「飲酒運転をし

図 B. 飲酒運転経験とアルコール依存症：男性

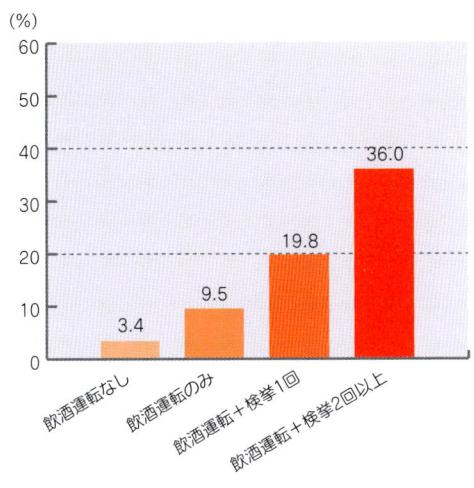

図 Ba. 一般成人男性

- 飲酒運転なし: 3.4%
- 飲酒運転のみ: 9.5%
- 飲酒運転＋検挙1回: 19.8%
- 飲酒運転＋検挙2回以上: 36.0%

図 Bb. 取消処分者

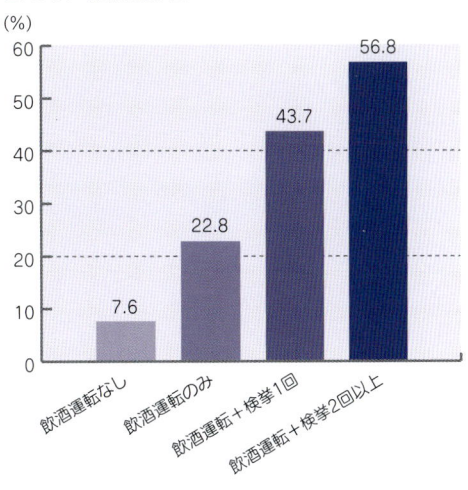

- 飲酒運転なし: 7.6%
- 飲酒運転のみ: 22.8%
- 飲酒運転＋検挙1回: 43.7%
- 飲酒運転＋検挙2回以上: 56.8%

図のパーセントはアルコール依存症が疑われる者の割合．

出典：樋口 進．平成21年度厚生労働科学研究報告書．
樋口進ほか：日本アルコール・薬物医学会雑誌, 2009.

たが検挙されていない者」、「飲酒運転をしたことのない者」の順に低くなっています。

　図 Bb は、6つの道府県の警察本部に依頼し、運転免許取消処分者講習の受講者に対して実施した実態調査結果です。グラフで示されているように、「飲酒運転で検挙2回以上の者」がアルコール依存症である可能性は実に60％近くになっています。

　以上2つの調査は、飲酒運転常習性の高い者は、アルコール依存症である可能性が高いことを、明確に示しています。このようにアルコール依存症のために飲酒運転を繰り返す人に対しては、適切な教育・治療を行うことにより、飲酒運転を減らすことが可能となります。わが国でも少しずつ、そのような制度が導入されてきています。

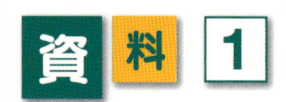

資料 1 酒類のドリンクの換算表

1 ドリンクは純アルコールで 10g

> 純アルコール(g)の計算式
> 「飲んだ酒の量(mL)× 酒のアルコール濃度 ×0.8」
> 計算例：ビール180mL×0.05×0.8 = 7.2g → **0.7 ドリンク**

酒のアルコール濃度は、度数または%を100で割ったもの。0.8はアルコールの比重

	種類	量	ドリンク数
1	ビール (5%)・発泡酒	コップ（180mL）1杯 小ビンまたは 350mL 缶 1本 中ビンまたは 500mL 缶 1本 大ビンまたは 633mL 缶 1本 中ジョッキ（320mL）1杯 大ジョッキ（600mL）1杯	0.7 1.4 2.0 2.5 1.3 2.4
2	日本酒 (15%)	一合（180mL） お猪口（30mL）1杯	2.2 0.4
3	焼酎・泡盛 (20%) 焼酎・泡盛 (25%) 焼酎・泡盛 (30%)	ストレートで1合（180mL） ストレートで1合（180mL） ストレートで1合（180mL）	2.9 3.6 4.3
4	酎ハイ (7%)	コップ（180mL）1杯 350mL 缶 1本 500mL 缶 1本 中ジョッキ（320mL）1杯 大ジョッキ（600mL）1杯	1.0 2.0 2.8 1.8 3.4
5	カクテル類 (5%) (果実味などを含んだ甘い酒)	コップ（180mL）1杯 350mL 缶 1本 500mL 缶 1本 中ジョッキ（320mL）1杯	0.7 1.4 2.0 1.3
6	ワイン (12%)	ワイングラス（120mL）1杯 ハーフボトル（375mL）1本 フルボトル（750mL）1本	1.2 3.6 7.2
7	ウイスキー、ブランデー、ジン、ウォッカ、ラムなど (40%)	シングル水割り1杯（原酒で 30mL） ダブル水割り1杯（原酒で 60mL） ショットグラス（30mL）1杯 ポケットビン（180mL）1本 ボトル半分（360mL）	1.0 2.0 1.0 5.8 11.5
8	梅酒 (13%)	一合（180mL） お猪口（30mL）1杯	1.9 0.3

出典：久里浜医療センター

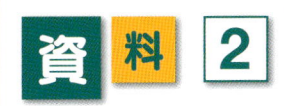

資料 2 アルコール体質テスト

　アルコールが普通に飲める体質（白型体質）、飲めない体質（赤型体質）を簡単に知ることができるテストです。白型体質の人も赤型体質の人も、飲酒は成人まで絶対に控えましょう。

　赤型体質の人は「ALDH2」という酵素がうまく働かないのです。アルコールに含まれるエチルアルコールが体の中に入ると「アセトアルデヒド」になりますが、これはとても毒性が強く、"顔面紅潮""頭痛""吐き気""心臓がどきどきする"などの症状を起こします。この「アセトアルデヒド」を分解して酢酸に変える働きをするのが「ALDH2」なのです。

用意するもの
● アルコール体質判定セット
　（パッチテスト用絆創膏・消毒用エタノール・時計）

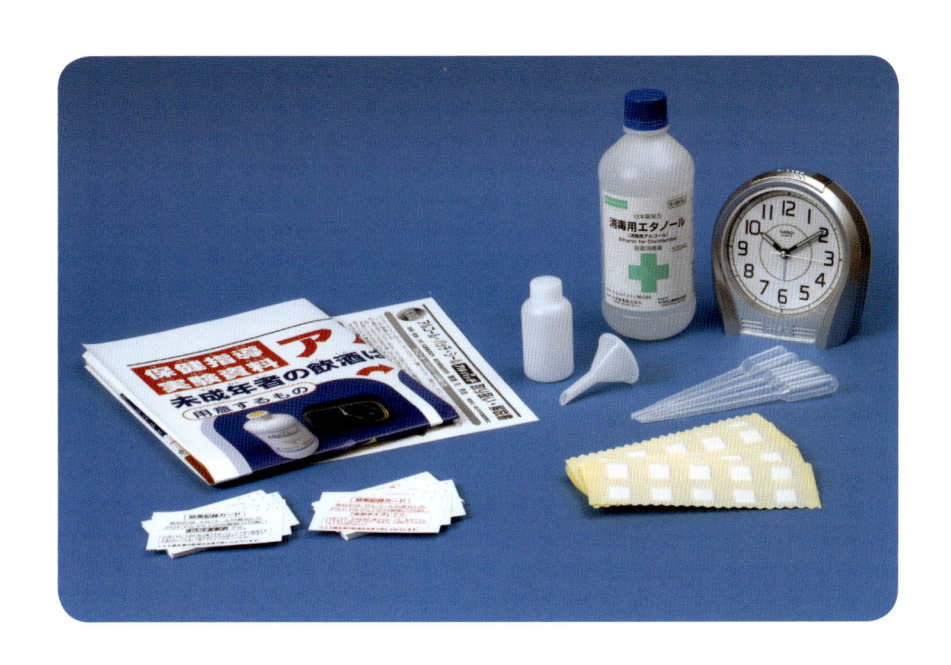

パッチテストのやり方

①絆創膏の中に付いているガーゼにエタノールを3～4滴たらします。

②うでをまくり上腕内側に絆創膏を貼り、7分間待ちます。

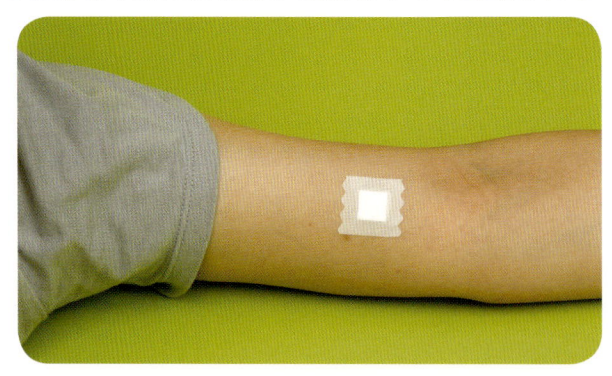

③はがして10分間待ちます。

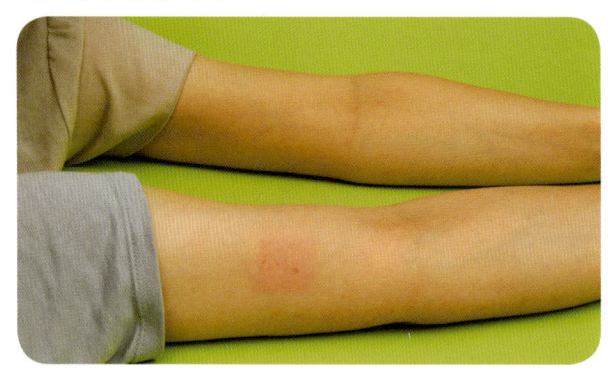

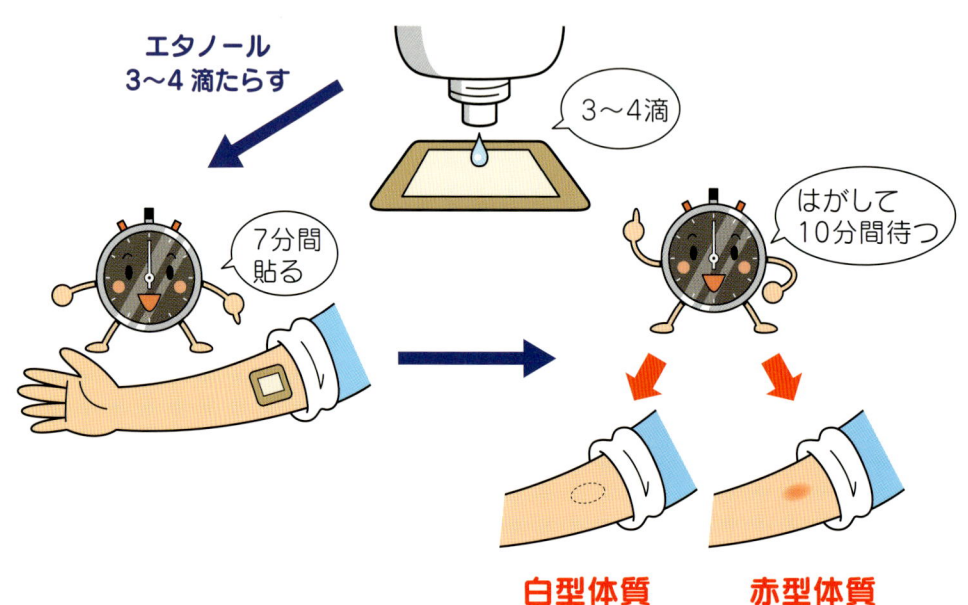

エタノール
3～4滴たらす

3～4滴

7分間
貼る

はがして
10分間待つ

白型体質　　赤型体質

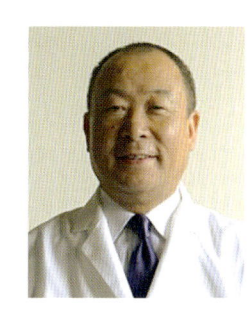

樋口　進
独立行政法人国立病院機構久里浜医療センター院長
WHOアルコール関連問題研究・研修協力センター長

［略　歴］
昭和54年3月	東北大学医学部卒業
昭和63年〜平成3年	米国立保健研究所（NIH）留学
平成9年	国立療養所久里浜病院臨床研究部長
平成16年	（独）国立病院機構久里浜アルコール症センター副院長
平成24年	（独）国立病院機構久里浜医療センター院長
現在に至る	

［学会等］
国際アルコール医学会（ISBRA）副理事長（次期理事長）
国際嗜癖医学会（ISAM）理事
アジア・太平洋アルコール嗜癖学会（APSAAR）理事・事務局長
日本アルコール関連問題学会理事長

［委員等］
WHO関係
世界保健機関（WHO）研究・研修協力センター長
WHO専門家諮問委員（薬物依存・アルコール問題担当）

［国関係］
厚生労働省厚生科学審議会委員
厚生労働省医道審議会委員

栗原　久
東京福祉大学短期大学部教授

［略　歴］
1970年3月	群馬大学教育学部理科（化学）専攻卒業
1972年3月	群馬大学大学院工学研究科応用化学専攻修士課程修了
1973年4月〜1997年4月	群馬大学医学部助手・助教授
1986年9月〜1987年6月	文部省在外研究員（米国ニュージャージー州立ラトガース大学心理学教室）
1996年9月〜1997年3月	米国テキサス大学ヘルスサイエンスセンター・サンアントニオ校薬理学教室
1997年6月〜2004年4月	（株）和漢薬研究所　総合開発研究所　次長
2005年4月〜現在	東京福祉大学短期大学部教授

地元の中・高校で薬物乱用防止教育を実施中

［学会］
日本薬理学会（学術評議員）
日本神経精神薬理学会（評議員）
日本アルコール・薬物医学会（評議員）

［写真提供］
相原　弼徳	元横浜市立大学医学部法医学講座
石井　惟友	元浅木病院副院長（福岡県）
上野　幸久	川崎社会保険病院名誉院長・顧問
栗原　久	東京福祉大学短期大学部　教授
山本　悌二	元福島県立医科大学医学部神経内科学講座　教授
	独立行政法人国立病院機構久里浜医療センター

企画・編集　松本美枝子

新・アルコールの害

2012 年 11 月 20 日　新版第 1 刷発行
編　著　者　樋口　進
発　行　所　株式会社　少年写真新聞社　〒102-8232
　　　　　　東京都千代田区九段南 4-7-16　市ヶ谷 KT ビル I
　　　　　　TEL 03 - 3264 - 2624　FAX 03 - 5276 - 7785
発　行　人　松本　恒
印　　　刷　株式会社　豊島
© Shonen Shashin Shimbunsha 1999, 2012 Printed in Japan
ISBN978-4-87981-396-1　C0047　NDC498

本書を無断で複写・複製・転載・デジタルデータ化することを禁じます。乱丁・落丁本は、お取り替えいたします。
定価はカバーに表示してあります。